채식이 답이다

채식이 답이다

초판 1쇄 발행 2011년 5월 30일
초판 2쇄 발행 2011년 6월 15일

지은이 베지닥터
펴낸이 김기태
펴낸곳 스토리플래너
디자인 (주)다빈치하우스 손소정

출판등록 제396-2010-000108호
전화 070-8868-3652
이메일 newcity3@naver.com
트위터 @storyplanner

ⓒ 베지닥터, 2011
ISBN 978-89-966237-0-0(13510)

이 도서의 국립중앙도서관 출판시도서목록(CIP)은
e-CIP홈페이지(http://www.nl.go.kr/ecip)와 국가자료공동목록시스템
(http://www.nl.go.kr/kolisnet)에서 이용하실 수 있습니다.(CIP제어번호: CIP2011001991)

VEGEDOCTOR
채식이 답이다

마음마저 맑아지는 즐거운 채식여행

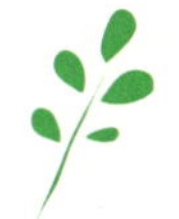

베지닥터 지음

스토리플래너

차례 Contents

내 기억 속의 두 환자

김진목 | 패밀리요양병원 원장

●●● 1956년 부산에서 태어나 부산의대를 졸업한 후 신경외과 전문의로 일했다. 현대의학의 눈부신 발전에도 치료가 되지 않는 환자가 늘고, 공격적인 치료로 오히려 병을 얻는 이들이 늘고 있는 현실 속에서 고뇌해왔다.

의사인 그는 스스로도 치유되지 않는 '만성병 환자'라는 꼬리표를 달고 살기도 했다. 환자에게 감염되어 간염보균자가 되었고, 그 후 아토피, 건선까지 발병하면서 오랜 세월 만성질환자로 살았고, 그 덕에 환자의 고통을 헤아리는 마음을 얻을 수 있었다. 현대의학의 한계로 절망해온 그가 니시의학을 만나면서 만성 간염과 아토피를 치유하고 새로운 희망을 보게 된다. 현재 패밀리요양병원 원장으로 재직 중이다. 저서로 《위험한 의학 현명한 치료》가 있다.

가슴이 뛰었다. 어릴 적부터 의사가 주인공인 책이나 영화, 텔레비전 드라마를 보면, 특히 주인공이 죽어 가는 사람을 살리는 극적인 장면에서는 정신없이 빠져들었다. 어린 시절 내 의식 속에서 의사는 너무나 '멋있는' 직업이었고, 동경의 대상이었다. 그러면서 자연스럽게 의사가 되겠다는 꿈을 품었다. 의사의 꿈을 키운 데는 치과의사이셨던 선친의 영향도 있었을 것이다.

꿈꾸던 대로 나는 의사가 되었다. 병원에서 처음 하얀 가운을 입었을 때 느꼈던 설레임은 30년 전의 일이지만, 아직도 선명하게 뇌리 속에 남아 있다. 가슴속에 오래 품었던 꿈을 이루면서 나는 앞으로 보다 의미 있는 삶이 전개될 것이라고 기대했다.

하지만 현실은 영화나 소설 같지 않았다. 의학은 하루가 다르게 발전하고 있다는 데도 치료할 수 없는 환자가 늘었고, 의학이론은 실제 임상과 맞지 않았고, 환자 앞에서 속수무책인 경우가 많았다. 그러면서 환자와 의사의 불신이 더해만 갔다.

나를 더욱 견디기 힘들게 한 것은 '병을 치료하고, 생명을 살린다'는 현대의학의 의학적 치료로 인해 오히려 병을 키우거나 얻는 사람들이 많다는 현실이었다. 의사가 되면서, 환자를 대하고 그들을 치료하면서, 비로소 내가 자부심을 갖고 매달려온 현대의학의 모순과 한계를 하나씩 깨닫게 되었고 직업적 회의로 절망을 거듭해야 했다.

기계 의존적 치료방법이 초래하는 비인간화, 의사와 환자간의 소통 부족은 결국 불신의 골만 깊게 만들었다. 급증하는 의료분쟁 역시 이런 현실을 잘 보여주는 지표일 것이다.

30년 전 내가 의사가 되었을 때만 해도 지금처럼 환자와 의사의 불신이 깊지 않았고, 의료소송도 많지 않았던 것 같다. 이것은 당시의 의사들이 더 유능하고 성실했기 때문은 아닐 것이다. 그

근본적인 이유는 당시의 환자들이 의사에 대한 믿음이 더 강했기 때문이다. 의사가 최선을 다하고도 좋지 않은 결과를 얻을 수 있다는 것을 받아들이는 분별력 있는 믿음이 있었다는 말이다.

환자의 고통 외면한 의사들 대가 치러

그러나 현대의학이 의학적 본분을 잊고 상업화와 기계화를 가속화하면서 환자들의 마음에 상처와 소외감을 주었고, 결국 의료소비자들이 현대의학의 의료 자체에 대한 불만을 냉담하게 표출하고 있는 것이다. 환자의 고통을 점점 외면해온 의사들이 스스로 그 대가를 치르고 있는 셈이다.

의료분쟁은 그 수가 급증하면서 오늘날 의사들이 가장 두려워하는 것 가운데 하나가 되었다. 그러다 보니 문제가 될 수 있는 환자를 맡지 않으려는 진료 기피, 즉 방어진료가 늘어나고 있다. 의사로서는 의료분쟁에 휘말려 인생을 망칠 수도 있으므로, 가능한 자신을 보호하려는 것이다. 그로 인해 '어떤 상황에서도 환자의 진료를 우선으로 해야 하는' 의사의 본분이 망각되고 있다. 생명이 위급한 환자가 여러 병원을 전전하다가 결국 사망했다는 보도를 듣는 것이 이런 현실 때문이다.

병의 상태를 설명할 때도 실제보다 부풀려서 말하는 경우가 많다. 환자나 가족들에게 나중에 항의를 받지 않기 위해 과잉 자세를 취하는 것이다. 의사와 환자간의 불신이 낳은 우울한 단면이 아닐 수 없다.

나는 의사이면서 환자였다

나는 의사이면서 동시에 제대로 치유되지 않는 만성병을 가진 환자였다. 간염 보균자였고, 아토피 환자였다. 의학을 전공한 내가 내 병조차도 제대로 치유할 수 없다는 사실이 더더욱 나를 무력하게 만들었다.

간염 보균자가 된 것은 레지던트 1년차 때이다. 당시 만성 간염 환자를 수술하던 중 봉합 바늘에 찔려 혈액을 통해 B형 간염 바이러스가 전염되었다. 말하자면 의사라는 직업으로 얻은 직업병인 셈이다.

'간염 보균자' 라는 사실은 그 후 내 삶에 족쇄가 되어 따라다녔다. 언제 만성 간염으로 발전할지 모르고, 다른 사람에게 간염 바이러스를 전염시키면 안되기 때문에 생활에 제약이 많았다. 되도록 술자리는 피해야 했고, 간에 부담을 주지 않기 위해 항상

주의를 기울여야 했다. 다행히 많은 노력으로 20년 가까이 만성 간염으로 발전하지는 않았다.

그러나 그 심리적 압박감은 대단했다. 대부분의 간염 보균자는 만성 간염으로 발전하고, 결국 간경화나 간암으로 이어지는 경우가 많다. 현대의학이 전혀 해결책을 찾을 수 없는 상황이기에, 대부분의 간염 보균자가 그렇듯 정신적인 스트레스를 달고 살아야 했다. 내가 환자들의 고통에 일찌감치 눈을 뜰 수 있었던 것도 오랜 세월 간염 보균자로 살았기 때문일 것이다.

중년에 접어들면서부터는 목에 가벼운 발진을 보이며 아토피 증상이 나타났다. 심각한 정도는 아니었지만 잘 낫지 않고 끈질기게 나를 괴롭혔다. 과로를 하거나 식생활이 불규칙하거나 정신적인 스트레스가 심해질 때는 아토피도 어김없이 증세를 드러냈다.

현대의학이 아토피에 대해서도 별다른 대책이 없다는 것을 알고 있었기에, 가능한 약물 치료는 삼갔다. 특히 오늘날 아토피가 만연한 데는 약물 남용이 큰 요인이라고 생각하고 있었다. 아토피 치료제로 많이 쓰이는 스테로이드제의 경우, 염증을 억제하는 증상완화제로 장기간 사용할 경우 부작용의 폐해가 심각한 약물이다.

지금까지 알려진 스테로이드제의 부작용은 어지럼증, 경련,

부종, 모세혈관 확장, 색소 침착, 부신기능 저하, 골다공증, 백내장, 녹내장, 위궤양, 위장 출혈, 근력 저하, 고혈압, 당뇨병, 폐렴, 생리 불순, 성장 장애, 체중 증가, 우울증, 정신분열증 등이다. 스테로이드제의 부작용 가운데 널리 알려진 것 중 하나가 '쿠싱증후군'이다. 얼굴이 달덩이처럼 둥글어지면서 어깨와 등이 굽고, 배가 나오고, 피부가 약해지고, 몸의 면역기능이 저하되어 세균에 잘 감염되고, 정신적인 문제까지 나타나는 증상이다.

강력한 염증 억제제인 스테로이드제가 오늘날 부작용 천국을 만든 일등 공신이라는 것을 알고 있었기에 가능한 약을 쓰지 않고 가려움을 참아내야 했다. 그러면서 현대의학에 대한 회의는 아토피 증상만큼이나 심해졌다.

잘 낫지 않는 병과 함께 살아야 하는 만성병 환자로서의 경험은 환자들의 고통을 헤아리는데 큰 도움이 되었다. 그리고 현대의학의 한계를 환자 입장에서 볼 수 있는 계기가 되기도 했다.

의사가 되어 환자를 진료하면서, 그리고 내 스스로 치유되지 않는 병을 앓으면서 비로소 내가 그토록 자부심을 갖고 매달린 현대의학의 한계와 문제점을 제대로 볼 수 있었다. 환자 앞에서 무력했던 의사로서의 자괴감, 그리고 자신의 병도 제대로 치유하지 못하는 의사로서의 무력감으로 방황하던 나는, 결국 2002년 봄 다니던 종합병원을 그만두게 된다. 의사인 나조차 신뢰하

지 않는 치료법을 환자에게 권하며 살아야 한다는 것이 더 이상
견딜 수 없었던 것이다.

그렇게 나는 병원을 떠났고, 현대의학자의 길을 접었다. 스스
로도 치유하지 못하는 만성병 환자라는 꼬리표만 달고서….

대체의학에 눈뜨다

병원을 그만둔 나는 대체의학을 공부하기 시작했다. 현대의학
자의 길을 접었지만, 의사로서의 길마저 포기한 것은 아니었다.
예전부터 관심을 가지고 있던 대체의학을 본격적으로 공부했다.
어느 한 분야에 매달린 것이 아니라, 두루 관심을 갖고 탐구를
계속했다. 동양의학에 대한 관심으로 중국을 얼마간 다녀오기도
했고, 닥치는 대로 대체의학 서적을 읽어 나갔다.

그 무렵 '니시의학'을 알게 되었다. 자연의학의 하나인 니시
의학은 식이요법과 운동요법으로 난치병을 치료하고 있었다. 처
음에는 현대의학으로도 잘 낫지 않는 난치병들을 약을 전혀 쓰
지 않고 식사와 생활습관의 교정만으로 치료한다는 사실이 황당
하게 느껴졌다. 그러나 니시의학의 임상결과에 대한 자료를 접
하면서 관심은 커져 갔고, 과연 실제로도 그런지 내 자신을 통해

실험해보고 싶었다.

내 아토피를 직접 치료해 보자는 생각으로 2002년 겨울 일본 동경으로 갔다. 니시의학의 맥을 잇고 있는 와타나베 쇼 선생이 개원하고 있는 동경 와타나베 의원을 찾았다. 와타나베 선생은 홋카이도 의과대학 내과 교수를 지낸 현대의학계의 중진이다. 그 역시 현대의학의 한계에 대해 고민 하던 중 니시의학을 알게 되었다. 생야채식의 효능과 안전성을 입증해 보이기 위해 스스로 45일 동안이나 곡기를 일체 끊고 생야채식만을 하기도 하였고, 대학병원에서 니시의학을 적용하는데 많은 한계를 느껴 미련 없이 대학병원을 떠나 개인의원을 개원한 용기 있는 분이기도 하다.

세계적인 대체의학자인 와타나베 선생은 현재 85세의 고령에도 불구하고 청년 같은 열정으로 환자를 보고 있다. 말수는 적지만 '좋아! 괜찮아!' 라며 항상 긍정적인 말로 환자의 기운을 북돋우는 명의다운 카리스마를 가진 분이다. 전 세계에서 난치병에 걸린 환자들이 니시의학으로 치료를 하기 위해 그를 찾고 있다.

와타나베 선생은 내 삶을 바꾸어놓을 만큼 영향을 준 스승 같은 분이다. 그를 통해 니시의학을 구체적으로 만날 수 있었다. 그리고 무엇보다 새로운 삶에 대한 도전을 주저하지 않는 용기와 의사로서 진정한 삶이 무엇인지를 배울 수 있었다.

와타나베 선생의 지도로 단식과 생채식, 자연체조, 풍욕, 냉온욕 등을 하면서 니시의학을 시작한 지 1주일 만에 내 아토피는 거짓말처럼 나았다. 지긋지긋하던 아토피의 가려움에서 벗어났다는 것이, 그것도 그렇게 단순한 방법으로 치료되었다는 사실이 믿기지 않았다.

중중 아토피는 아니었지만, 오랫동안 달고 산 만성병이 1주일 만에 나았다는 사실이 기적처럼 느껴지기도 했다. 당시 정상보다 약간 더 나갔던 몸무게는 5킬로그램 정도 줄었고, 몸과 마음이 날아갈 듯 최상의 컨디션이 되었다.

사실 니시의학을 받을 당시 나의 몸과 마음은 지칠대로 지쳐 있었다. 간염 보균자에, 아토피는 더 심해진 상태였고, 면역력이 떨어져 39도나 되는 고열 감기를 앓고 있었다. 그러나 와타나베 선생은 그 흔한 해열제 한 알을 쓰지 않고, 오로지 니시의학만으로 나를 치료했다.

1주일 만에 아토피의 가려움에서 해방된 나는 기대하지도 않았던 또 하나의 선물을 받았다. 20년간 간염 보균자로 살아온 나에게 간염 바이러스에 대한 항체가 생긴 것이다. 오랜 세월 내 생활을 옭아맨 만성 간염의 두려움에서 나는 완전히 해방될 수 있었다.

현대의학자로 살면서 환자에게 감염되어 얻은 간염 바이러스가 현대의학으로는 도저히 해결책이 없었는데, 니시의학으로 치유가 된 것이다. 그 기쁨은 말로 다 표현할 수가 없었다. 그리고 깨달았다. 세상에는 내가 모르는 많은 가능성이 있다는 것을.

니시의학의 치유 메커니즘을 현대의학의 과학적 의학관, 즉 세포구조, 생체화학, 생리학, 분자생물학적인 용어로 설명할 수는 없다. 그런 이유로 니시의학을 비롯한 많은 대체요법들이 비과학적이고, 원시적이라는 오해를 사고 있다.

하지만 그 비과학적이라는 요법이 '내 병도 못 고치는 의사'로 살았던 내게 건강을 되찾게 해주었다. 중요한 건 바로 그것이다. 현대의학으로 고치지 못한 병을 치유했다는 그 분명한 결과 이상의 의학적 가치는 없을 것이다.

니시의학을 통해 간염과 아토피의 굴레에서 벗어난 나는 니시의학의 가능성을 확신하게 되었고, 의사로서 그 믿음을 병든 사람들에게 알리고 싶었다. 그 후 나는 자연의학자가 되었고, 의사로서의 삶에 전환점을 맞았다.

내 삶을 바꾸어놓은 의학인 니시의학을 나는 사람들에게 알리고 싶었다. 특히 나처럼 오랜 세월 만성병으로 고생하는 이들과 난치병을 앓는 이들에게 권하고 싶었다. 한동안 잠들어 있던 의사로서의 직업의식이 발동하기 시작한 것이다.

와타나베 선생으로부터 니시의학을 전수받은 나는 부산 해운

대에 '한일클리닉'이라는 자연의학 전문클리닉을 열었다. 2003
년 2월 22일의 일이다. 나의 약간은 엉뚱한 행보에 가족과 친지
들은 걱정을 많이 했지만, 내 의지를 꺾지는 못했다.

자연의학자로서 첫 환자를 맞다

　설레는 마음으로 첫 환자를 맞았다. 니시의학에 대한 확신이
있었지만, 자연의학자가 되어 환자를 치료하는 것이 처음이라서
긴장하지 않을 수 없었다. 첫 환자는 60대 중반의 남성으로 3기
의 간암 환자였다. 간에 생긴 악성 종양을 수술로 제거한 후 항
암요법에 들어가기 전 상담을 위해 나를 찾아왔다. 이런 경우 많
은 환자들이 항암제와 방사선 치료를 계속하게 되고 결국은 암
이 전이되어 사망하는 경우가 많다. 그것도 항암제와 방사선치
료를 하느라 고통스런 나날을 보내다가….
　그런 사실을 환자도 보고 들었기에 '다른 가능성이 없을까?'
하는 마음으로 지인의 소개로 서울에서 부산까지 찾아온 것이
다. 호락호락한 병이 아니었고, 나로서도 100퍼센트 장담할 수
없는 상태였다. 우선 성실하고 진솔하게 상담에 임했고, 신중하
게 생각하던 환자는 니시의학을 해보기로 결정을 내렸다.

그는 병원에 한 달간 입원해서 치료를 받았다. 현미밥과 채식 식단의 식이요법과 운동요법을 병행하면서 그는 빠르게 회복되어갔다. 하루가 다르게 몸의 컨디션이 좋아지고 있다는 것을 느낀 그는 2주가 지나면서부터는 완치될 것이라는 강한 믿음을 가졌다.

병색이 완연한 어둔 얼굴로 찾아온 그는 아주 다른 사람처럼 변해갔다. 밝은 모습으로 병원 직원들에게 먼저 인사를 건넸고, 상담을 하기 위해 찾아온 환자들에게도 이런저런 경험담을 들려주며 희망의 말을 건네기도 했다.

암 환자로 두려움과 혼란 속에 있던 그가 처음부터 니시의학에 대해 강한 믿음이 있었던 것은 아니었다. 그저 항암제로 고통을 받으며 남은 생을 보내는 것보다는 낫겠지 하는 심정이었다. 그러던 그가 스스로 몸의 상태가 좋아진다는 것을 피부로 느끼면서 두려움을 털어내고 살고자 하는 강한 의지를 갖게 된 것이다.

그의 회복과 변화는 의사인 나에게도 너무나 고마운 것이었고, 자연의학자로서의 길을 선택한 것이 정말 옳았다는 생각을 거듭 하게 되었다. 한 달간 입원 치료를 받은 그는 건강을 회복해 사회생활에 다시 복귀하게 되었고 서울로 돌아갔다. 내가 무안할 정도로 고맙다는 인사를 계속 하면서 그는 병원을 떠났다.

내 기억 속 가장 마음 아픈 환자

　자연의학자로 처음 진료한 그 환자를 보면서, 나는 또 한 명의 환자가 떠올랐다. 현대의학자로 일하던 시절, 내 기억 속에 가장 아프게 남아 있는 환자. 현대의학자로 사는 것이 얼마나 희망이 없는지를 절감하게 해준 환자. 그 환자를 만난 것은 한 중소병원의 신경외과 과장으로 일할 때였다.

　그는 18세의 남학생으로 유도를 하다가 넘어져 머리를 다쳤고 의식이 없는 응급 상태에서 병원으로 왔다. 뇌를 싸고 있는 혈관이 파열되어 출혈을 일으킨 '뇌경막하출혈'로 당장 수술을 하지 않으면 생명이 위태로운 초특급의 응급상황이었다.

　그러나 뇌경막하출혈은 같은 상태에서 똑같은 방법으로 수술을 해도 결과가 너무 달라 의사들을 당황하게 만드는 까다로운 질환이다. 수술 자체가 어려운 것이 아닌데도, 다른 결과가 나타나는 것은 현대의학의 한계로 밖에는 해석할 수 없을 것이다.

　그러다 보니 생과 사의 갈림길에 있는 민감한 뇌경막하출혈 환자는 어떤 의사도 선뜻 맡으려 하지 않는다. 문제가 될 수 있는 환자를 맡지 않으려는 진료 기피, 즉 방어진료를 하게 되는 것이다. 특히 중소병원에서는 그런 경우 대부분 대학병원으로 환자를 보내는 것이 관행이 되다시피 한 상황이었다.

하지만 그 학생이 큰 병원으로 이송하는 중간에 잘못될 수 있을 만큼 위급한 상황이었고, 나는 바로 수술에 들어가지 않을 수 없었다. 당시 상황에서 최선의 선택이었다. 환자를 데리고 온 유도관 관장의 승낙 하에 응급 수술에 들어갔고, 수술은 성공적이었다. 환자는 응급 상황을 모면했고, 중환자실로 옮겨졌다. 그러나 문제는 그 후였다.

중환자실에 있는 동안 환자는 병원감염으로 폐렴을 얻었다. 온갖 세균의 배양실이라고 할 정도로 병원균이 많은 병원에서 면역력이 약한 환자들은 종종 2차 감염을 얻기도 한다. 불행하게도 폐렴에 걸린 그 학생은 산소공급이 원활하지 못해, 결국 식물인간이 되었다. 그 어린 환자를 보면서 온 몸에 기가 다 빠져나가는 듯 안타깝기만 했다.

환자 가족들의 슬픔은 엄청났고, 그 분노를 나에게로 폭발시켰다. 병원에서는 종종 있는 일이다. 자식이 식물인간이 된 부모가 어찌 이성적일 수 있겠는가! 그런 상황을 이해하기에 그들의 비난을 고스란히 받아야만 했다. 게다가 병원 경영진으로부터도 질책이 이어졌다. 민감한 상황의 환자를 받지 않는 것이 중소병원의 운영 원칙과도 같은데, 현명하지 못한 행동이었다는 것이다.

과연 '현명한' 행동이란 무엇이란 말인가? 죽어가는 응급 상황의 환자를 외면하는 것이 그렇단 말인가? 나는 혼란스러웠다. 앞으로도 불확실한 현대의학에 기대어 살아야 한다는 것이 혼란스러웠고, '어떤 상황에서도 환자의 진료를 우선으로 해야 하는' 의사의 본분이 아예 뒷전이 되고 있다는 것이 혼란스러웠고, 성실하게 진료를 하고도 환자나 병원 측으로부터 비난만 받아야 하는 현실이 혼란스럽기만 했다. 의사가 최선을 다하고도 잘못될 수 있다는 사실을 받아들이기에는, 오늘날 의사와 환자간의 불신의 골이 너무 깊었다.

현대의학의 근본적인 문제와 한계, 그로 인한 의사와 환자간의 불신, 방어진료를 할 수밖에 없는 의료구조 등 현대의학의 의료 현실 속에서 나는 절망하지 않을 수 없었다. 그 절망 속에서 헤어 나올 수 있었던 것이 자연의학을 만나면서부터이다.

채식을 중심으로 한 자연의학으로 중병을 이겨내고 수없이 감사 인사를 계속한 환자. 그리고 현대의학으로 최선을 다했지만 결국은 식물인간이 된 환자. 내 기억 속에 선명하게 남아 있는 두 환자의 다른 모습은, 어쩌면 현대의학과 자연의학의 현실을 말해주는 것인지도 모른다.

채식이 최고의 명의다

박종기 | 에덴요양병원 원장

●●● 어렸을 때부터 소화가 안돼 고생한 그는 학교 기숙사에서 채식 식사를 하면서 몰라보게 건강을 되찾았다. 그는 뉴스타트(NEW START) 즉 '적합한 영양(N), 적당한 운동(E), 정결한 물(W), 적절한 햇빛(S), 절제된 생활(T), 신선한 공기(A), 충분한 휴식(R), 온전한 믿음(T)'의 건강원리에 따라 각종 암, 성인병, 노인성질환 등 만성질환 환자들을 치료하고 있다. 현재 남양주에 위치한 에덴요양병원 원장으로 일하고 있다.

시골 농촌 가정의 5남매 중 둘째로 태어난 나는 어려서부터 간식을 좋아하고 특히 사탕을 좋아했다. 그래서 급체와 복통을 달고 사는 약골 소년이었다. 익모초를 비롯한 여러 가지 담방약은 물론 횟배앓이를 하는 모양이라고 휘발유를 마셔 고생한 일이 있을 정도였다. 나중에는 머리에 바가지를 뒤집어쓰고 무당굿까지 동원했으나 별 효과를 보지 못했다. 그후 초등학교와 중·고등학생 시절을 보내면서도 1년에 몇 번씩은 복통을 앓았다.

그러다 대학시절 엄격한 채식 식단 위주의 기숙사 생활을 하면서 몰라보게 건강이 좋아졌다. 내 몸은 수년간의 채식에 의하여 완전히 바뀌기 시작했고 채식의 건강상 유익을 체험한 나는 군대에 입대한 뒤에도 채식만 골라 먹게 되었다. 이렇게 채식의 효과를 몸소 체험한 나는 의사가 된 뒤에도 환자들을 치료하는데 채식만한 명의가 없다는 생각을 가지게 된다.

채식으로 난소암이 완치된 J할머니

내가 1985년 '박의료원'이라는 상호로 개원한 도시는 워싱턴 주 시애틀에서 남쪽으로 100여리 떨어져 있는 타코마시다. 바로 시 옆에 메코드 비행장이 있어 공군이 주둔하고 거기서 조금 더 남쪽으로 가면 포트루이스라는 육군부대가 있고 그리고 서쪽으로는 브레머톤 항에 해군이 주둔하고 있으니, 육해공군이 다 있는 군사 도시였다.

1950년대부터 타코마에는 한인타운이 형성되었다. 한국전쟁에 참전했던 많은 미군 병사들이 한국인과 결혼해 귀국하면서 타코마시에 자연스럽게 많은 한인들이 거주하게 된 것이다. 그렇게 남편 따라 미국에 온 여인 중에 J할머니가 있었다.

어느 날 배에 딱딱하고 이상한 몽우리가 잡혀 육군 병원에 가서 검사를 받은 결과, 할머니는 난소암 진단을 받고 자궁과 난소 절제술을 받았다. 머리카락이 빠지고 구토 같은 항암제의 후유증도 이를 악물고 이겨냈다.

하지만 운명은 야속했다. 그렇게 몇 달이 지난 뒤 정기 검사 중 난소암의 재발이 발견된 것이다. 2차 수술을 하고 다시 몇 차례 항암치료를 받으면서 이 방법 외에는 다른 방법이 없을까 하고 생각 하던 중 음식을 바꾸면 암의 재발을 예방할 수 있다는 말을 들었으나 반신반의하면서 항암치료를 의사의 지시대로 다 마쳤다.

그러나 그로부터 몇 달 지나지 않아 다시 검진한 결과 또다시 복강 내에 난소암이 재발해 세 번째 수술과 항암치료를 해야 한다는 것이다. 거듭된 항암치료로 머리도 두 번씩이나 빠지고 나기를 반복했고 체력도 바닥나 도저히 더는 못 버틸 것 같았다. 그래서 그를 치료해온 육군 병원 주치의에게 더 이상은 수술이나 항암치료를 않겠다고 선언하고 채식하고 운동하면서 암 환자의 재활을 돕는 뉴스타트 세미나를 찾아왔다.

어떤 일이 있어도 다시는 수술이나 항암제를 하지 않고 음식과 운동 그리고 신앙으로 암을 극복하겠다는 결심을 한 것이다. 현미밥에 각종 채소, 견과류와 과일들을 골고루 먹되 가능한 맵고 짜지 않게 싱싱하게 있는 그대로 먹고 열심히 걷는 운동을 했고 교회도 열심히 다니면서 하나님께 간절한 기도를 드렸다.

그 간절함이 통했던 것일까. 머리도 점차 새로 나고, 체력도 점차 회복되면서 할머니는 병을 이길 수 있다는 자신감이 생겼다. 그렇게 몇 달이 지난 뒤 병원 가서 검사를 해봤더니 암 크기가 약간 줄어 있었다. 항암제를 안 했으니 암이 커지고 또 여러 개 새로 생겼을 것으로 예상했던 의사는 당황하며 어떻게 했는지 모르지만 하던 그대로 계속하라는 말만 했다. 용기백배한 J 할머니는 계속해서 엄격한 채식, 저염식과 걷기운동, 그리고 규칙적인 교회출석과 신앙생활을 계속했다. 그리고 암이 발견된 지 10년 쯤 지났을 때 정밀검사 결과 완치 판정을 받았다. 나는 J할머니의 난소암 정복 비결에는 바로 채식을 기초로 한 식사가 큰 몫을 했다고 생각한다.

짓무르는 여드름의 고통에서 벗어난 K씨

심한 여드름을 앓고 있던 K씨는 피부과 의사에게 여러 가지 약을 처방 받아 치료해 봤지만 별로 효과를 못 보던 차에 한국인 의사가 처음으로 개원을 했다는 소식을 듣고 나를 찾아왔다. 부인과 아들, 딸 두 자녀를 둔 40대의 K씨는 얼굴이 붉고 나이에 걸맞지 않게 여드름이 가득했다. 진찰을 해보니 얼굴뿐 아니라 가슴과 등, 다리까지 온통 여드름이 가득하고 세균 감염으로 어떤 곳에서는 진물이 흐르고 빨갛게 붓어 올라 있었다.

우선 환자에게 어떤 음식을 좋아하는지 물어보았더니 소고기, 갈비, 소금구이, 불고기, 삼겹살을 좋아하고 주말에는 바다낚시를 즐기며 각종 생선 특히 낙지와 오징어를 즐겨 먹었다는 대답이 돌아왔다. 또한 버터와 치즈 등 기름진 서양 음식도 좋아했다.

나는 K씨의 피부 문제 원인은 그가 즐겨 먹는 기름진 음식 때문이라는 확신이 들었다. 따라서 지금의 식생활을 계속하며 약을 쓰는 것은 일시적인 증상 완화는 기대할 수 있을지 모르지만 근본적인 치료가 되지 않으니 완전 채식으로 바꾸어 보는 것이 어떻겠느냐고 간곡히 부탁했다.

육식을 즐기고 특히 오징어, 낙지 등을 즐겨 먹던 K씨는 식사를 엄격한 채식으로 바꾼 뒤 2~3개월 지나면서 달라지기 시작했다. 우선 얼굴을 비롯하여 등과 다리 등 온 몸에 난 화농성 여드름의 진물이 중단되고 붉은 색이 엷어지면서 부기가 가라 앉았다. 6개월 쯤 지나면서 얼굴에는 여드름이 자취를 감추었고 다리, 등에도 흔적만 남게 되었다. 나중에는 그의 모습이 확연히 달라지는 것을 본 그의 아내와 아이들까지 우리 병원이 단골이 될 정도였다.

박종기_에덴요양병원 원장

남양주에 위치한 에덴요양병원은 현대의학을 바탕으로 천연치료를 접목시킨 독특한 치유프로그램으로 주목을 받고 있다. 이곳을 이끌고 있는 이는 박종기 원장(69). 일흔이 가까운 나이에도 왕성한 활동을 하고 있는 박 원장은 자신의 건강 비결이 바로 '채식'이라고 말한다. 실제 의료현장에서 채식을 시행하고 있기 때문에 채식과 치유에 관한 구체적인 이야기를 들을 수 있었다.

원칙적으로 항암제, 인슐린 투여와 수술을 하지 않는 데 그 이유는 무엇인지요? "현대 의학적인 치료는 이미 대학병원들에서 잘 하고 있다. 하지만 그냥 주사 놓고 약을 주고 수술을 하여 치료하는 것은 일시적인 치료는 될지 모르지만 근본적인 변화를 가져 올 수 없다. 우리는 이런 것은 잘하는 병원에 맡기고 거기에 모자란 부분, 병의 원인이 되었던 잘못된 생활을 근본적으로 교정하여 건강을 유지할 수 있도록 해주는 역할을 하고 있다."

일반 의사들은 환자가 다른 병원의 치료를 병행하는 것을 좋아하지 않는 것 같던데. "의사들의 자존심으로는 자신이 주치의인데 자신이 하라는 것은 하지 않고 다른 치료를 받는 것을 아주 싫어한다. 그러나 그것은 의사 위주의 생각이다. 환자 입장에서 보면 어떤 것을 해서라도 좋아지면 그것이 제일 중요하기 때문에 환자 입장에서 그것이 최선의 방법이라면 허용을 하고 권장해야 한다. 결국 승리자는 환자가 되어야 한다고 본다."

우리 흔히 알고 있는 항암치료와 이곳에서의 자연치유를 병행하는 이유는 무엇일까요? "항암제 치료나 방사선 치료를 할 때는 암세포를 죽이는 것을 목적으로 하지만 정상 세포도 많이 죽고 면역력도 약화된다. 그때 면역이 덜 약화되도록 방어조치를 취하고 면역을 빨리 올리는 조치를 병행해주지 않으면, 치료가 끝날 쯤엔 면역력이 초토화 돼버려 오히려 암세포가 확 퍼지고 마니 우리는 불편하더라도 두 가지가 병행되어야 한다고 본다."

다른 병원에서는 왜 이런 것을 하지 않을까요. "의료는 비용하고 관련이 깊은데 보험에서 제일 돈을 많이 주는 것이 수술이다. 다음으로 항암제나 방사선 치료 등 무언가 시술을 할 때 돈을 많이 받는다. 때문에 일반 병원에서는 수술이나 시술이 끝나면 퇴원하라고 하는 것이다. 환자에게 식생활 개선 등 생활교정을 위한 교육을 시키는 일은 돈이 되지 않는 일이다. 수많은 사람이 근무를 하고 수많은 장비를 갖춰 놓고 비싸게 운영을 하는 대형 병원에서 이런 일들은 일종의 시간낭비라고 볼 수도 있고 또한 치료를 하는 의사 대부분의 마인드가 현대 의학적인 치료로 맞춰져 있지, 영양이나 면역력을 올려 재발을 막는 것에는 관심도 없고 훈련도 되어 있지 않다.
따라서 고기든 뭐든 아무것이나 골고루 잘 먹으라 하는 것이다. 어떤 점에서는 영양을 통한 면역력 강화에 대한 소양도 없을 뿐더러 당장 항암제를 맞으면 우선은 체력이 약해지고 백혈구 수치가 떨어지므로 수치를 높이기 위해 질적인 부분은 따지지 않고 당장 영양을 올리려 많이 먹으라고 하는 것이다.

분명 나쁜 뜻으로 그러는 것이 아니라 이런 데 대한 관심이나 지식이 없어서 일 것이라 생각한다. 사실 의사들이 공부는 많이 했지만 현실적으로 자신의 전공 외에 다른 분야를 공부할 시간은 없다. 의학은 자꾸 발전하여 자신의 전공 공부하기도 바쁜데 영양공부를 하고 영양을 통한 면역력을 공부할 시간이 없다.

현대 의학이 분화되어 의사도 자신의 전공 분야 아니면 다른 분야는 알기 힘들다. 통합적으로 한 인간을 보기 힘들다.

이렇게 시스템이 되어 있기 때문에 그 안에서 일하는 분들은 그렇게 일하는 것이 자연스럽고 우리는 전체 인간을 봐야 하기 때문에 마음과 몸, 생활 습관, 여기서 나가서 살 때 어떻게 살 것인가도 훈련시키는 것이 자연스러운 것이다. 포커스에 상당한 차이가 있다."

채식이 실제 치유와는 어떤 관계가 있는지요. "채식은 채소에 기초한 곡식류, 잎채류, 열매, 과일, 견과류 등을 포함한다. 영양성분을 분석해 보면 필수적인 탄수화물, 지방, 단백질, 무기질, 비타민이 모두 들어 있다. 육식은 한 번 거쳐 온 것이다(소가 풀을 먹고 한 번 소화된 상태). 그럴 필요가 없다고 본다.

근원에서 직접 취하는 것이 좋다고 생각한다. 또한 지금은 자연스러운 방목이 아닌 기계적인 축산을 하고 있다. 성장 호르몬, 항생제 등을 통해 빠른 시간 안에 높은 소득을 올리기 위한 성장을 하고 있는데 이런 물질들이 고기에 축적되고 있다. 이런 성분들이 가져올 장기적 폐해는 아무도 예측할 수 없다. 식사가 바뀌면서 전에 없던 유방암이나 전립선암, 대장암이 늘어나고 있다. 육식 위주의 식사로 암이 생긴 사람이 암을 치료하는 과정에서 또 그런 육식을 계속하면 되겠느냐 하는 것이 우리의 철학이다.

건강의 입장에서 보면 반드시 육식을 버리고 채식을 해야 한다고 생각한다. 물론 채식도 영양의 균형을 고려해 먹어야 한다. 외부에서 항암제 맞는 분들 중에는 체력을 올리기 위해 고기를 많이 먹으라는 다른 사람들의 말을 듣고 밖에서 고기를 먹고 오는 사람도 있다. 입맛을 따라 한 번 그렇게 먹으면 이곳에서 주는 밥에 적응하지 못하고 자꾸 밖에서 밥을 먹고 오는 경우가 많아진다. 이런 사람 치고 잘 낫는 사람을 본 적이 없다. 통증도 심해진다. 이것은 내가 계속해서 보고 있는 현상이다. 채식을 계속한 사람들은 통증이 덜한데 육식을 하는 사람은 통증이 아주 심해지고 어느날 엠블런스에 실려나가 나중에 죽었다는 소식을 자주 듣는다."

육식을 하는 사람 중에도 좋아지는 경우가 있습니까? "내가 여기서 근무 하는 동안에는 육식을 해서 경과가 좋아지는 사람을 본 일이 없다. 반면 한 달밖에 살지 못할 것이라는 사람이 이곳에서 채식을 철저히 하며 건강해지는 사례는 많이 있다. 물론 운동, 천연치료 등 다른 것도 했지만 채식이 분명 중요한 영향을 미쳤다고 보고 있다."

최근 치매로 고통 받고 있는 사람들이 많은데, 치매도 채식과 연관이 있는지요. "고혈압이나 당뇨병에서 치매가 가장 많이 온다. 한국 사람의 치매의 원인 중 절반은 혈관성이고 절반은 알츠하이머성인데, 알츠하이머성 치매는 뇌가 퇴화되며 생기는 것이지만 혈관성 치매는 작은 뇌졸중이 생기는 것이다. 자기가 모르는 사이에 작은 혈관들이 막히고 이런 것들이 축적이 되어 치매가 된다.

식사와 치매는 아주 밀접한 관계가 있다. 그것을 알고 미리 생활을 바꿔 방지하면 나이 들어 치매를 막을 수 있는데 사람들이 식사와 연관된 지 모르고 계속된 육식생활을 했기 때문에 문제가 생긴다. 관절염, 치매, 뇌졸중, 당뇨 등 많은 병이 식사와 관련이 있다. 이런 질병들은 근본부터 교정해주어야 예방될 수 있고 진행을 막을 수 있다고 본다."

• 정리 : 노보라 베지닥터 간사, 〈채식과 건강〉 신문 기자

"엄마, 나 우유 한 잔만
마시면 안돼요?"

선현주 | 선뮤지엄 교육팀장

● ● ● 서울대 식품영양학과를 졸업했다. 결혼 후 단란한 가정을 이루며 7년 동안 평범한 직장인으로 지냈다. 회사에서 단전호흡 동호회 활동을 하던 중 동양사상과 한의학에 호기심이 생겨 뒤늦게 원광대학교 한의학과에 편입했다. 졸업 후 세종한의원과 두이비안한의원에서 부원장으로 재직했으며, 경기도 성남에서 병원을 열기도 했다. 어려서부터 품어왔던 번뇌와 존재의 근원에 대한 갈망은 한의사가 된 이후 심해져 내적 방황을 계속했고, 그러던 중 명상수행을 만나게 된다. 지금은 의업을 잠시 내려놓고 명상카페를 운영하면서 인류와 지구별의 행복을 위해 작은 정성을 쏟고 있다. 명상과 함께 시작한 채식으로 몸과 마음이 맑아지는 것을 체험하고 있으며, 이웃의 건강과 행복을 위해 채식을 알리고 연구하는 일에 매료되어 있다.

나는 내 의지로 육식을 줄인지 채 2년이 안 되고, 비건채식(순수채식, 유제품을 포함한 일체의 동물성 식품을 배제하고 순식물성만 섭취하는 경우)을 하겠노라 뜻을 세운지는 6개월도 되지 않았으며, 노력은 하고 있지만 완전한 비건 채식인도 아니

다. 더구나 나는 한의대 재학시절 가까운 친구가 육식의 폐해에
대해 많은 정보를 주었음에도 불구하고 그것을 무심코 들어넘
겼던 장본인이기도 하다.

아이들의 성장을 위해 선택해야만 했던 육식

나는 초등학생 자녀를 둔 열혈 주부로서 삼십이 넘은 나이에
한의대에 진학했다. 그 시절 어울려 지내던 늙은 한의학도 중에
채식을 하는 친구가 있었다. 그 친구는 고기를 생산하기 위해 산
림이 엄청나게 훼손되고 있으며, 육식이 환경파괴나 기아문제와
밀접하게 관련되어 있다고 말했다. 하지만 나는 그 얘기를 한 귀
로 듣고 한 귀로 흘려보냈다. 당시에 나는 여느 부모에 뒤질세라
자식들을 만능으로 키우고 쭉쭉빵빵하게 키우는데 혈안이 되어
있었기 때문이었다. 현대 사회는 바야흐로 외모와 학벌이 경쟁
력인 시대이질 않은가. 가뜩이나 남편도 나도 키가 작아 어떻게
하면 아이를 크게 키울까 궁리 또 궁리했다. 아이들의 성장을 위
해서는 단백질을 충분히 공급해 주어야 한다는 과거 영양학 이
론을 그대로 맹신하고 있었으며, 육식을 하면 이런저런 이유로
아이들이 난폭해진다는 견해에 수긍은 하였지만 성장이라는 더

큰 목표를 위해 감수할 수 있다고 생각했다.

타고난 건강체질, 난 철밥통이었다

한편, 나는 타고난 건강체질로 무엇이든 잘 소화시키는 철밥통이 트레이드 마크였다. 음식을 먹고 체해 본 적이 별로 없고 배가 아팠던 경험도 거의 없었다. 그런 내게 지금도 기억에 남는 인생 최대의 배탈 사건이 있으니, 고등학교 동문 선후배와 함께 고산에 있는 소 도살장 근처에서 소고기를 목구멍까지 차도록 먹고 밤새도록 토하고 설사했던 일이다. 나는 집에서는 아이들에게 한 점이라도 더 먹이기 위해서 '생계형 채식'을 했지만, 밖에서 회식을 할 때면 남들보다 더 먹으면 먹었지 덜 먹는 편은 아니었다. 이날도 비싼 한우로 포식한다는 기쁨에 무식하리만큼 과식하고 크게 봉변을 당한 것이다.

그런 내가 육식을 멀리하게 된 것은 명상을 시작한 후부터이다. 나는 성장하면서 겪은 몇 가지 사건들로 인해 외적으로 보이는 성공과는 달리 내적 고민이 많은 사람이었다. 겉으로는 명랑했지만 속으로는 항상 심각했고, 인생의 의미를 찾아 방황했다. 그러던 중 지인의 소개로 알게 된 명상수행을 통해 숨쉬는 재미와 나를 찾아가는 즐거움에 푹 빠지게 되었다.

하늘, 자연, 이웃과 더불어 사는 삶의 의미를 알게 되니 자연스럽게 육식을 안 하게 되었다. 그리고 행복에 대한 기준도 경쟁력에 대한 기준도 상당 부분 바뀌었다. 지금은 아이들에게 고기를 많이 먹여 키우겠다는 욕심도 버렸다. 크든 작든 사랑스러운 아이들일 뿐이고, 행복은 자신의 가치를 알고 보람있는 삶을 사는 데 있지 외적인 조건에 있는 것은 아니라고 생각한다.

2010년 겨울에 베지닥터를 알게 되었는데, 모두 채식에 대한 풍부한 임상경험과 확실한 실천력이 돋보이는 멋진 의사들이었다. 오프라인 모임은 때론 화기애애하고 때론 학구적이고 때론 맹숭맹숭하지만 언제나 유익하고 즐거웠다.

이 모임을 계기로 나는 육식만 안 먹는 페스코채식(생선채식, 조류나 가금류도 먹지 않지만 생선이나 해물 등은 허용하는 경우)에서 비건채식에 도전하고 있다. 비건채식을 한다는 것은 생각보다 훨씬 어려운 일이다. 특히 외식을 할 때면 채식식당이 아니라면 대부분 동물성 재료가 포함되어 있다. 젓갈이 안 들어간 음식이 드물고 조미료가 안 들어간 음식이 거의 없기 때문이다. 비건채식을 하면 군것질도 마음대로 못 한다. 먹는 것이 여간 불편한 게 아니다. 그렇지만 내가 동물성 식품을 줄이는 만큼 지구가 맑아진다는 신념이 있기 때문에 다소 불편이 따르더라도 편식하는 보람을 기꺼이 선택하고 있다.

"엄마, 나 우유 한 잔만 마시면 안돼요?"

한편, 엄마의 신념에 따라 느닷없이 저 푸른 초원으로 바뀌어 버린 밥상에 대해 식구들은 불만이 많았다. 하지만, 채식이 건강에 좋은 이유, 육식이 환경에 미치는 영향들을 반복해서 설명해 주니 지금은 남편과 중학생인 아들과 초등학생인 딸 아이 모두 채식에 적극 동참하고 있다. 그러나 작정하고 무엇을 하려고 하면 반드시 복병이 있고 유혹이 있기 마련이다. 평소 그렇게 우유를 싫어하던 우리 딸아이가 어느 날 집에 와서 고백을 한다. "엄마 학교에서 애들이 우유를 마실 때 내가 그 옆에서 나도 모르게 침을 꼴깍거리고 있어. 나 우유 한 잔만 마시면 안돼요?"

순간 마음이 찡했다. 결국 나는 가게에 가서 우유를 사다 주었다. 엄마의 말을 듣고 이만큼 따라 주는 아이가 고맙고 대견했다. 그리고 내가 식단의 주도권을 쥔 주부라는 것은 더욱 고맙고 다행스러웠다. 내일 아침에 식구들을 위해서 따듯한 현미밥에 향긋한 나물과 과일을 준비할 수 있으니까….

올 봄에는 베란다에 삼단 선반을 여러 개 들여 놓고 베란다 텃

밭을 만들어 여러 종류의 채소를 직접 기르고 있다. 처음으로 도전해 보는 베란다 텃밭이라 파종시기도 제대로 몰라 무작정 씨를 뿌렸는데, 반갑게도 새싹들이 올라와 무럭무럭 자라고 있다. 아이들과 함께 모종을 옮겨 심으며 채소 기르는 재미로 봄날이 가고 있다.

나는 건강 때문에 채식을 시작하진 않았다

나는 건강이 불편해서 채식을 시작하진 않았다. 채식하기 전부터 건강 하나는 타고 났다고 자부하던 사람이었다. 그런데, 비건에 가까운 채식을 6개월 가량하니 대변의 악취가 완전히 사라지고 피부톤이 한결 밝아졌다. 몸도 마음도 가뿐해지고 건강이 더 좋아진 것을 직접적으로 느끼고 있다. 그래서 건강이 안 좋은 사람들에게 반드시 채식할 것을 자신있게 권할 수 있다. 그리고, 지구의 환경문제를 생각하시는 분, 지구촌의 배고픈 이웃을 생각하시는 분들에게도 꼭 채식을 권하고 싶다. 내가 작은 습관 하나를 고쳐서 문제 해결에 도움을 줄 수 있는데, 그 중 채식은 매우 빠르고도 효과적인 방법이기 때문이다.

올바른 식사 처방의 놀라운 변화와 힘

신우섭 | 오뚝이의원 원장

●●● 건국대학교 의과대학을 졸업했다. 현재 의정부 오뚝이의원 원장으로 약을 끊고 생활습관을 바꾸면 어떤 질병도 치유할 수 있다는 믿음으로 환자를 치료하고 있다. 우리 몸의 변화는 나를 살리기 위해 변하는 것일 뿐이므로 증상을 치료하려 하지 말고 건강해지려고 노력하면 세상의 모든 질병과의 유쾌한 한판승을 할 수 있다고 외치고 있다. 저서로는 《닥터신의 오뚝이 건강법》이 있다.

현미채식을 고집하고 환자들에게 처방하며 끊임없이 설득하는 가장 큰 이유는 환자들이 빠른 속도로 건강을 되찾고 활기 넘치는 생활로 돌아가는 감동과 기쁨을 느끼게 하는 가장 빠르고 효과적이며 부작용 없는 안전한 치료방법이기 때문이다.

채식의 기적을 경험하다

작년 10월 40대 후반의 여성이 병원을 찾아왔다. 13년 전부터 온 몸의 피부에 물집이 잡혔다가 터지면서 진물이 줄줄 흘러내리고 상처가 아물 때는 너무나 가려워 잠을 자기 힘든 증상이 있는 환자였다. 병명도 흔하지 않은 천포창이라고 했다.

내 진료실을 방문하기 전까지 병을 치료하기 위해 안해 본 것이 없다고 할 정도였다. 처음 발병했을 때에는 인근 피부과 진료를 받고 약을 먹으면 증상이 나아지곤 했는데 시간이 지나면서 약이 잘 듣지 않게 되었다. 그래서 서울대병원까지 가서 약을 처방 받았는데 이 약 중에 들어 있는 스테로이드제로 인하여 손가락과 발가락에 혈액순환이 되지 않아 피부가 검게 변하더니 발가락은 완전히 감각을 잃어버리게 되었다.

이렇게 상황이 악화되니 무속인을 불러 굿판도 벌려보고 유명한 한의사에게 진료도 받아보고 목에서 기름을 빼낸다는 치료도 받아보았다. 최근에는 콜레스테롤을 녹여준다는 건강보조식품을 1,500만 원어치나 먹고 있다고 하는 것이다.

더욱 놀라운 사실은 환자의 가족력이었다. 지방 학교의 교장으로 근무하던 아버지는 워낙 육식을 좋아해 앞마당에 항상 6~7마리의 개를 키웠고 어머니는 고기를 삶아서 매일 먹을 수 있도록 준비하는 것이 주된 일이었다. 그러다 보니 환자는 유년 시절 식탁에 놓여 있는 고기 한 점을 간식처럼 집어 먹으며 성장했다는 것이다.

그러던 중 아버지는 60대 초반의 나이에 그토록 좋아하던 고기를 냉장고에서 꺼내다 심장마비로 그 자리에서 돌아가셨고 어머니는 30년 동안이나 앓던 당뇨병의 여러 가지 합병증으로 약을 한 주먹씩 매일 먹게 됐다. 오빠는 50대 초반의 나이에 위암으로 벌써 세상을 떴고 환자 본인은 13년 동안 난치병으로 힘들게 살고 있었으며 남동생 또한 건강에 이상이 있어 정상적인 사회활동을 하기 어려운 상태였다.

이야기를 다 듣고난 후 환자가 고생하고 있는 천포창이라는 질병은 몸속에 쌓여 있는 노폐물이 원인이 되어 이것을 배출하려 할 때 생기는 현상일 것이라고 판단했다. 나는 환자에게 생활습관을 바꾸면 치유할 수 있다고 이야기하며 매일 식사일기를 쓰게 했다. 또한 이러한 노폐물을 많이 만드는 것은 주로 고기, 생선, 우유 등의 동물성 식품을 섭취해서 생기므로 철저히 식물성 식생활을 주문하고 변화를 지켜보았다. 물론 주식은 현미밥으로 주문하고 기타 통곡류로 만든 볶은 곡식도 권장했다.

처음에는 약을 끊게 되니 반발현상이 나타나 증상이 더욱 심해지는 것이었다. 온 몸에 물집이 예전보다 더 크게 생기고 수포가 터지면서 진물이 피부를 타고 뚝뚝 떨어지는 것이다. 또한 피부가 아물면서 너무 가려워 밤에 잠을 못 자고 꼬박 새우기를 며칠 반복하더니 드디어 앞가슴과 등쪽부터 더 이상 수포가 생기지 않았고 팔, 다리에만 남아있게 되었다. 가려움도 조금씩 나아지면서 잠을 잘 수 있게 되고 병원에 오기 시작한지 3주가 지나자 새살이 돋는 등 모든 것이 좋아지고 있었다.

그럼에도 이 환자는 사업상 사람들과 어울려 밖의 식사를 하고 나면 어김없이 다음날 증상이 다시 생기는 것이었다. 그럴 때마다 전에 무엇을 먹었는지 식사일기를 들여다보고 반성하기를 여러 번 반복하고 나서야 철저히 식물성 식사를 찾아서 하게 되었고, 이제는 약간의 증상은 있지만 약 또는 건강보조식품 한 알 먹지 않고도 살아갈 수 있게 몸이 변했다.

자신의 몸이 변하는 것을 체험한 환자는 당뇨로 고생하는 어머니에게도 이런 식단을 권해 어머니 또한 인슐린을 끊게 되고 당뇨약과 혈압약, 혈액순환제, 갑상선약, 천식약과 흡입제, 관절염약, 무좀약, 이비인후과에서 처방 받은 약까지 모두 끊을 수 있게 되었다.

이러한 기적 같은 일들이 벌어지는 것을 보면서 내 스스로도 적잖이 놀라지 않을 수 없었다.

병의 원인을 모른다?

그렇다면 우리 몸에서 일어나고 있고 우리를 괴롭히고 있는 질병의 정체는 무엇일까?

의과대학에서 공부할 때 나를 가장 힘들게 했던 것은 두꺼운 내과 책에 수많은 질병명들이 나오는데 어떻게 하나같이 '병인은 모른다'라는 'Etiology is unknown'이 쓰여 있었던 점이었다. 병명에 따르는 증상과 처방은 달달 외워 시험은 보았지만 질병에 따르는 생리적인 작용에 대해서는 알 수가 없었기에 앞뒤를 이해할 수 없었고 그렇다 보니 공부하는 것이 재미없었던 기억이 있다.

그 후로 의사가 되고 환자를 보면서 증상에 따르는 약물처방을 하다가 우연한 기회에 '해독(Detox)'이라는 것을 알게 되었고 식생활이 변하면 몸이 바뀐다는 것을 알게 되었다. 정말 그런지 확인해보고 싶었다. 당시에 근무하던 병원에서 입원환자 회진을 하면서 구내식당 영양사와 동행해 환자식을 바꾼 후 정말 많은 것이 변하게 됐다.

더 많은 지식이 필요함을 느끼게 됐고 관련 책을 보다 보니 예전부터 많은 사람들이 주장하고 있는 일관된 것이 내 눈에 보이기 시작한 것이다. 우리 몸에 생기는 질병은 내 몸이 처한 환경에 대해서 반응을 보이는 것뿐이라는 사실이었다. 열이 나고 기침을 하고 콧물이 나고 심지어 혈압이 올라가고 혈당이 높아지고 뇌졸중이 생기고 더 나아가 암이 생기는 것 또한 내 몸이 처한 상황에서 벗어나고자 내 몸이 일으키는 현상이었던 것이지, 나를 죽이려고 생기는 것이 아닌 것이었다.

이러한 생각에 확신이 들면서 지금의 의원을 시작하게 되었고 많은 환자들이 내 뜻에 동의해주고 따라 주면서 여러 질병의 치유를 경험하게 되었다. 돌이켜 보면 내게 확고한 신념을 만들어 준 것은 무엇보다도 나를 믿고 따라준 환자들이었다. 환자들의 몸에 나타나는 변화를 보면서 새로운 사실들을 알게 되고 배우게 된 것이니까 말이다.

최근에는 대학병원에서 거의 포기한 상태의 말기 암환자들이 찾아오곤 하는데, 이렇게 병이 깊어진 환자들을 끌고 가는 것은 여간 힘이 들어가는 일이 아니다. 왜냐하면 앞에서의 사례와 같이 약을 오래 먹었거나 특히 항암제나 방사선 치료를 받은 사람들은 몸이 살아나기 위해 여러 증상을 일으키게 되는데 이러한 변화를 겪게 되면 대부분 당황하게 되고 두려워해 이것도 해보고 저것도 해보는 식이 되는데 이러다가 생명을 잃게 되는 경우를 보아왔다. 죽어야 끝이 나는 이러한 치료에 현혹되지 않기 위해서는 평소의 건강관리와 교육이 얼마나 중요한 일인지 다시

한 번 생각하게 되었다.

건강에 문제가 없을 때부터 생리에 대한 이해와 그에 따르는 생활습관을 실천하고 있었다면 이러한 질병이 생기지도 않았겠지만 설사 이런저런 증상이 생겼다고 해도 당황하지 않고 차분하게 무엇이 잘못 되었는지 점검해보고 생활을 되돌린다면 엉뚱한 방법을 쓰지 않고 대처 할 수 있게 될 것이라고 믿는다.

이러한 점에서 볼 때 우리가 매일매일 에너지를 얻기 위해 입에 넣는 음식이 중요한 것이다. 우리 몸과 마음을 만드는 것은 내가 먹은 음식인 것은 두말할 나위가 없는 사실이므로 현미 채식을 통해 건강을 유지해 나갈 수 있는 것이다.

채식을 해도 병이 생기는 이유

그런데 채식을 하는 사람들 중에도 질병이 생겨 병원을 찾아오는 환자들이 꽤 있다. 특히 어려서부터 채식을 해 왔는데도 편두통이 심하거나 생리불순, 퇴행성관절염, 소화불량, 암 등의 질병으로 내원하게 되는데, 이러한 경우 식생활을 잘 들여다보면 철저한 채식을 하면서도 에너지를 생산하는 대사과정에 문제가 있는 경우를 보게 된다.

즉 좋은 음식을 입에 넣었지만 내 것이 되지 못한 경우라 할 수 있는 것이다. 우리가 살면서 하는 착각 중에 하나가, 맛있고 좋은 음식을 입에 넣기만 하면 내 것이 될 것이라고 생각하는 점이다. 절대로 그렇지 않다.

우리 몸은 입에 넣어 충분히 씹고 또한 위장이 활발히 움직여 소화라는 과정을 거쳐야 핏속의 영양분이 되는 것이지 소화를 못 시키면 그냥 빠져 나가 버리고 만다. 특히 식물성 식품에 들어 있는 식이섬유를 소화를 시킬 수 있는 소화효소가 인간에게는 거의 없으므로 야채를 많이 먹고 나서 변을 볼 때 야채의 모양이 그대로 나오는 것을 경험한 적이 종종 있었을 것이다. 이러한 현상을 보이는 것은 소화가 안되 그냥 빠져 나오기 때문이다. 현미밥을 처음 먹어보는 사람들 중에서 현미가 변속에 그냥 나온 것을 보고 와서 이야기하는 경우도 꽤 있다. 이렇듯 소화가 되지 않으면 배불리 먹은 것 같아도 에너지가 없기 때문에 쉽게 다시 배고파지고 그러다 보면 빨리 힘을 내주는 달콤하고 부드러운 음식에 손이 가게 된다. 바로 이러한 과정을 반복하게 되면 현미채식을 해도 질병이 생기는 것이다.

현미채식이 맞지 않다면 소금을 먹어라

이러한 과정을 막기 위해서는 소화의 생리를 잘 알고 여기에 맞추어야 되는데 이 때 필요로 하는 음식이 바로 소금이다. 음식을 먹을 때 간이 된 음식과 간이 안된 음식이 있을 때 어떤 것이 맛있다고 느끼는가? 당연히 간이 되어 있는 음식이 맛있다고 느끼게 되는데 이러한 이유는 바로 소금이 들어 있는 음식이 소화가 잘 되기 때문이다. 소금이 들어 있지 않는 음식은 소화가 되지 못하므로 먹기 싫어지고 많이 먹지 못하게 된다. 그러므로 적당히 소금이나 염기가 있는 간장 등으로 간을 해서 먹게 되는 것이다.

하지만 현대사회는 이렇게 중요한 소금을 먹지 못하게 한다. 그 이유는 전통적인 방식으로 소금을 만들기 위해서는 바닷물을 염전에 가두어 햇볕으로 물을 말려야 생산이 되는데 이러한 방식은 엄청난 노동력을 요구하고 그에 비해 생산량도 적기 때문에 사람들은 싸고 쉽게 소금을 만드는 방법을 개발한 것이다. 그래서 나온 것이 염화나트륨($NaCl$)인 것이다. 염화나트륨은 천연에 없는 물질이다. 이것은 화학물일 뿐이다. 그런데도 이것이 짠맛을 내니 여기에다가 조미료를 첨가하여 맛소금을 만들어서 널리 사용하게 되었다. 그러다 보니 여러 가지 부작용이 생기게 되어 소금을 멀리 해야 한다는 연구결과가 나오고 저염식이 대세가 된 것이다.

그 결과 소화가 잘 되지 않는 현대인들은 에너지 대사에 실패하면서 반대급부로 빨리 힘을 얻는 설탕을 탐닉하게 되었고 정제된 설탕은 사람들의 입맛을 사로잡아 버렸다. 빠르게 상승하는 혈당으로 인하여 인슐린이 과도하게 분비되는 고인슐린혈증은 저혈당증을 만들고 그러다 보면 혈당만을 에너지원으로 쓰는 우리 몸의 대뇌는 심각한 손상을 입게 된다. 그래서 여러 증상이 생기는데 초조해지고 불안해지면서 우울증이 생기고 두통이 심해지고 심지어는 정신분열증과 치매까지도 생기게 된다.

작년에 진료실을 방문했던 20대 초반의 젊은이들은 정신분열증을 앓고 있었다. 한 사람은 3년간 약을 먹고 있었고 한 사람은 정신병원에서 한 달간 입원했다가 퇴원하면서 부모의 손에 이끌려 온 것이다. 신경정신과 약을 처방 받아 오랫동안 먹고 있는 사람들을 보면 눈빛이 풀려있는 것을 쉽게 알 수 있다. 또한 정상적인 대화가 어렵다는 것도 알 수 있는데 식생활에서 이들의 공통점은 가공식품 등을 통해 설탕에 중독되어 있다는 점이다. 달콤함의 유혹을 물리치기 위해서는 좋은 음식을 소화시키는 것이 관건인데 이들에게 소금을 조금 먹어보라고 주면 입에 넣다가는 바로 '퉤' 하고 뱉어버린다. 그러면서 인상을 푹 쓰면서 언

짧아 하는 모습을 볼 수 있다. 심각한 설탕중독인 것이다.

이랬던 젊은이들이 식사를 바꾸고 소화가 되기 시작하면서 안정을 찾아가기 시작했다. 오랫동안 먹었던 약을 버리게 되었고 정상적인 눈빛으로 돌아와 이제는 군대도 가고 공부도 하면서 그동안 못했던 것을 하면서 지내는 모습을 볼 때 너무나도 감동적이었다. 만약 계속 약을 복용하면서 집에서만 틀어 박혀 지냈다면 그 결과는 어떠했을까 생각만해도 끔찍하다.

이럴 때 도움이 된 것이 바로 소금인 것이다. 항상 가지고 다니면서 수시로 먹게 했고 그 결과 단 음식을 멀리하게 되면서 질병을 치유하게 되었다.

아직도 많은 학자들 사이에서 소금에 대한 논란이 있지만 자연이 선물하는 천일염으로 맛을 내고 간을 해서 음식을 먹는 것이 건강을 지키는 방법인 것을 따라 해 본 사람들은 느낄 수 있을 것이다.

약 대신 밥상을 처방하는 의사

시간이 지나면서 이제는 식습관이 얼마나 중요한 것인지 많은 사람들이 공감하고 있고 어떻게 먹고 살아야 하는지에 대한 관심이 높아지고 있어 다행이다. 고혈압약을 받으러 온 환자를 붙들고 식사를 바꾸어야만 한다고 싸우듯이 떠들다가 '뭐 이런 병원이 다 있나' 하는 표정으로 진료실을 나가는 환자들의 뒷모습을 안타까운 마음으로 바라보곤 했었다. 그러나 앞으로는 약 대신 밥상을 처방하는 의사들이 많아지리라고 믿는다.

이러한 일들을 좀더 구체화시키기 위해 나는 우리 병원의 진료실 공간을 쪼개어 건강식당을 함께 운영해보고자 한다. 고기, 생선, 우유 등의 동물성 식품을 빼고 무엇을 먹어야 하는지 물어보는 환자들에게 "이렇게 드시면 된다"고 실제 밥상을 차려 줄 작정이다. 이러한 모델이 정착할 수 있는지 아직 미정이지만 나의 진료실을 거쳐간 환자들을 중심으로 지속적인 활동을 할 수 있도록 금번에 의료소비자생활협동조합을 추진 중에 있다. 현미채식으로 질병을 치유한 증거를 만드는 병원과 일상생활에서도 지속 가능하도록 지원하는 건강요리 강습과 시식회 등을 개최하고 더 나아가 뜻을 같이 하는 조합원들이 자신들에게 알맞은 식자재의 개발과 유통을 해 나가면서 더욱 확고한 현미채식생활을 할 수 있는 기반을 만들고자 하는 것이다.

금번 의료생협을 만드는 데에는 3년 전부터 해오던 '오뚝이 산악회'가 많은 도움이 되었다. 15년간 당뇨약과 인슐린을 맞았던 환자, 협심증으로 고생하던 환자, 고혈압약을 끊은 사람들이

중심이 돼 한 달에 한 번씩 산에 가던 모임을 만들었는데 이 산
악회 회원들이 중심이 되어 우리 조합의 일들을 해 나갈 것이다.
'이 좋은 것을 우리만 하지 말고 우리 주변에서부터 같이 하자'
라는 생각으로 시작하는 것이다.

나는 앞으로도 더욱 노력하고 사람을 이해하려 연구해야겠지
만 의과대학 시절 품었던 의구심인 'Etiology is Unknown'은
'Etiology is Lifestyle'로 바뀌어야 한다고 믿는다.

불길한 예언은
현실이 되어 돌아왔다

유영재 | 한양여대 치위생과 교수

●●● 서울대학교 치과대학을 졸업했다. 1980년대 '건강 사회를 위한 치과의사회'(건치) 회장으로 수돗물 불소화운동을 전개했고, 1999년 '북한 어린이 살리기 의약품지원본부' 공동대표로 북한을 다녀왔다. 치의학 박사이면서 현재 한양여대 치위생과 교수로 재직 중이며 베지닥터 상임대표를 맡고 있다.

"남조선에서 오신 분들 중에 남새(야채)만 드시는 선생님이 누구십네까?"

"접니다!"

"이쪽에 따로 준비했습네다. 오시죠. 그리고 다른 선상님들은 대동강 숭어탕과 단고기 요리가 준비되었습네다."

1999년 '북한 어린이 살리기 의약품지원본부' 대표로 북한을 방문한 적이 있다. 북쪽 사람들은 채식만 하는 나를 배려해 질문을 먼저 던졌다. 이어 그들은 속삭이듯 자기들만의 대화를 이어 갔다.

“채식주의자가 머이가?”

“남새만 먹는 사람이람둥.”

“머이 어드래?” 말 끝에 북한의 접대원들은 별 이상한 사람도 다 보겠다는 모양으로 낄낄댔다.

10년 전 쯤으로 기억된다. 평양을 방문했을 당시 나도 식사때문에 당황하였지만 접대하는 북녘 공무원들도 세상에 태어나 처음으로 만나는 채식주의자를 무슨 외계의 동물을 보듯 신기해했다.

“저어 남녘에서 오신 치과 선상님. 질문이 있습네다.”

“예, 말씀 하시죠.”

“남새만 드시고 어찌 힘 쓰실 수 있음둥?”

“예? 아 예. 그럼 김 동무 밤에 제 방에서 뵙시다. 힘을 쓰는지 못쓰는지 보여 드릴터이니.”

“아이구머니나”

첫 만남부터 야한 농담을 던지자 얼굴이 빨개져서 돌아서는 여성 접대원을 보고 좌중은 모두 미소를 지었고 함께 방북을 한 대표단원들도 덕분에 긴장이 풀어졌다고 좋아들 했지만 당시 내

표정은 밝지 못했던 것으로 기억한다.

외국에서 열리는 학회나 국제세미나에 참가하기 위해 나라 밖으로 나가면 참으로 생활하기 힘들었던 부분이 식사였다. 이런 고생 아닌 고생은 가정에서도 마찬가지였다. 어르신 생신이나 명절 등 모처럼 가족이 모여 식사를 할 때도 가족들과 식사코드를 맞추기가 힘들었다. 물론 많이들 이해해주고 두둔과 격려도 받았지만 대부분 "뭐야, 어쩌라고 잘났어 정말" 하는 식의 질시와 냉대를 받은 적이 한두 번이 아니었다.

내가 이런 주변의 외계인 아닌 외계인 취급을 받으면서 채식을 지상과제로 삼았던 데는 나름의 이유가 있었다.

"야, 대체 무슨 이유로 고집을 부리는거냐. 이유가 뭐야."
"길게 이야기 할까 짧게 이야기 할까."
"그냥 대충 해봐."
"내 나쁜 음주 습관 끊으려고. 내가 존경하는 선배님들께서 내 술버릇 한 번 보시더니 다음날 아무리 사과를 드려도 '나는 자네를 다시는 안 보네' 하셨고 지금까지 그 선언을 지키시거든. 그래 괴로웠지. 그런데 아무리 노력을 해도 이 나쁜 버릇이 고쳐지지 않았는데…"

"그런데"

"거두절미하고 말이지. 채식과 명상을 해보라는 충고를 접하고 실천한 덕분이야."

"아 그랬구만. 야 그래도 적당히 먹어 줘야 되는거 아닌가? 너무 극단적인 것 같은데?"

"이 친구야 내 하나 묻자. 너 담배 끊을 때 한 번에 끊는 것이 효과적이냐? 적당히 슬슬 봐가며 끊는 게 효과적이더냐?"

"아 그거야 단칼에 끊어야지. 하지만 이건 경우가 다르지 않나. 담배는 발암성분이나 중독성 때문이지만"

"마찬가지거든."

"그래?"

"고기도 마찬가지야. 암을 비롯한 모든 생활습관병을 일으키는 것과 중독성이 있는 것이나 뭐가 다르냐는 말이지."

"그런데 왜 갑자기 표정이 그러냐?

그랬다. 그 말을 하고나서 난 울컥했다. 사랑하는 숙부님, 차분하고 예쁜 처제, 함께 학원을 다니며 추억을 함께했던 친구들이 자신의 천수를 채우지 못하고 항암치료만 하다가 세상을 떠났다. 암뿐만 아니라 지금도 고혈압, 당뇨병 같은 생활습관병으로 인한 후유증 때문에 힘겹게 살아가는 친구들과 그 가족들의 면면들이 눈앞에 어른거린다.

갑작스런 심근경색으로 친구가 세상을 떠난 날, 우리는 먼저 간 친구의 영정 앞에 모여 앉아 말없이 술잔을 기울이고 있었다.

"이 친구야, 이 배신자야. 아이들 다 키우고 이제는 좀 편하게 살자고 함께 여행도 좀 다니고 그러자고 약속했잖은가. 이 엉터리같은 친구야." 그렇게 장례식장에 모인 친구들 중에는 욕설과 비난으로 억지로 슬픔을 감추려하는 모습도 보였다
"이 놈! 한 번이라도 영재 말에 귀를 기울였다면 이렇게까지는 안됐을 텐데. 나도 유 교수 저 노마 말에 일리가 있어서 괴기를 덜먹게 됐잖여. 근데 저 몹쓸놈 내과한다는 친구, 누구냐? 그래 조 박사, 그 양반 경고를 무시했잖여. 혈압이 심상찮다는 경고. 그런데 저 놈 저거 혈관이 괴기기름으로 꽉 막혀서 터졌을껴!" 술이 오른 친구놈 중 하나는 분을 삭히듯 씩씩거렸다.

3, 4년 전 처제를 살려보려고 암 치료법을 연구, 개발하는 후배 교수를 만나러 강릉까지 달려갔을 때였다. 우리나라의 암 발생률과 사망률 수치를 보고 너무 놀라 입이 딱 벌어졌던 생각이 난다.

"형님, 지금 네 명, 세 명 중 한 명이 암이지만 앞으로는 두 명 중 한 명이 될 겁니다."

"두 명 중 한 명 50퍼센트? 야 그건 아무리 이 교수 말이지만 좀 심한 것 같다."

"으음. 두고 보시죠. 우리나라 사람들의 생활 패턴을 고치지 않는 한 그리 될 겁니다. 예언이라고 해 두시죠."

그 예언은 2011년 눈앞에 현실이 되어 나타났다. 강의하던 도중 집안 식구나 친척 중에 암으로 고생하는 사람이 있으면 손 들어 보라고 학생들에게 말한 후 숫자를 헤아려 보다가 난 내 눈을 의심했다. A반 34명 중 17명, B 반 31명 중 17명… 50퍼센트도 넘었다. 실현되어서는 안되는 예언이 눈앞에 나타나다니. 단 몇 년도 안돼 말이다.

육식을 줄여야 하는 이유

윤성철 | 단국대학교 교수

● ● ● 서울대학교 의과대학을 졸업하고 서울대학교병원에서 내과 전문의 자격을 취득했으며, 현재 단국대학교 의과대학 신장내과 교수로 근무하고 있다. 수많은 질병이 환자 본인의 생활습관에서 발생하고 악화된다는 평범한 사실이지만 중요한 진리를 사회 이슈화하는 일에 관심이 많았는데, 마침 베지닥터의 취지를 접하고 동참하게 되었다. 현재의 의료는 상품화 되어 가장 중요한 것을 잃었으며 병과 약으로부터 자유로워지게 하는 것이 의료에서 가장 중요한 것이라는 생각을 하고 있다. 저서로는 《의학에서 기의 세계 들여보기》《내과학》《임상신장학》 등이 있다.

과거와 달리 가축전염병이 큰 위협이 되고 있는 이유는 무엇보다 우리나라의 사회적 환경변화 때문이다. 즉, 축산물의 폭발적인 수요에 따른 밀집사육과 세계화 추세 속에서 국가간 무역이나 국제적인 문화 교류의 확대를 주요한 이유로 꼽을 수 있다.

축산물에 대한 대규모 공급은 그동안 우리나라가 산업화하면서 거듭된 식생활의 변화에 따른 것이다. 각종 산업의 발전은 자연스레 수많은 회식과 고급 외식문화를 발달시켰고 고기를 먹지 않으면 좋은 대접이 될 수 없다는 정서와 맞물리면서 우리의 입맛은 육식에 길들여져 왔다.

이러한 사회 추세에 맞춰 그동안 축산업은 질보다는 양에 치중한 발전을 거듭해왔다. 그리고 다량의 육식 소비문화나 규모화 된 생산구조에 대한 사회적인 문제제기도 없던 것이 사실이다. 이와 함께 사회 일각에서 일어나는 채식문화에 대한 움직임은 채식주의자들만의 행사로 치부되었다. 하지만 지금도 과연 그들만의 행사로 애써 외면하면서 마음이 편할 수 있을까?

구제역은 인간 이기심의 극치를 보여준 결과

얼마 전 발생한 구제역에 따라 살처분된 소와 돼지의 수는 340만 마리에 이르고 농가에 대한 매몰 보상비 3조 원과 인접 지역이나 연관 사업 손실까지 고려하면 5조 원이 넘는 경제적 손실이 발생했다. 무엇보다 가족같이 키우던 멀쩡한 소와 생이별한 축산민의 마음과 송아지를 떠나보내는 어미소와 어미를 떠나보내는 송아지의 처지까지 생각한다면 그 상처와 손실은 이미 금전적인 문제를 떠난 것이다.

살처분 하지 않아도 살 수 있는 축생들을 언젠가는 도축될 운명이라고 해서 그리고 위협적인 전염원이 될 수 있다는 개연성 하나로 소위 축산 전문가라는 사람들의 암묵적인 동의와 정부정 책이란 탈을 쓰고 수백만 동물을 희생시킨 이러한 국가에 과연 희망이 있는 것인가? 백신 접종을 하지 않은 '청정국'이란 타이 틀이 가져다 줄 국가적인 이익보다 바로 눈앞에 있는 생명에 경 외심을 갖지 않는 무차별적인 도살은 인간 이기심의 극치를 보 여준다.

두 번 다시 겪지 말아야 할 구제역을 겪으면서 국제적인 바이 러스 연구센터의 건립이나 가축병 디지털 방역전산망 시스템 구 축 같은 대응책도 중요하지만 무엇보다 과도히 육식을 즐기는 우리의 잘못된 식생활문화를 제대로 돌리는 일이 더 중요하다.

자연의 경고에 귀 기울여야

지금 우리는 새로운 도전의 시점에 와 있다. 그동안 반복되는 구제역 사태에서 깨달아야 할 것은 자연을 보호, 보전하지 않고 계속 이용하기만 한 것에 대한 경고라는 인식을 갖는 것이다. 경 고 수준인데도 이렇게 상처가 컸는데 다음에 더 큰 파고가 몰려 올 때는 거의 재앙의 수준이 될 것이다.

최근 바이러스를 연구하는 학자들은 고병원성 조류 바이러스가 전염력이 높은 신종플루와 같은 바이러스와 합쳐지는 변이가 있게 되면 20세기 초기에 있었던 대유행보다 더 큰 범위의 인수공통전염병이 발생할 수 있다고 주장한다.

2007년 유럽에서 유행하던 '청설병'(Blue tongue disease)은 날벌레를 통해 영국으로 건너가 200만 마리의 소와 양들을 죽음으로 내몰았다. 1938년 우간다 웨스터 나일지역에서 발견된 바이러스가 2002년에 모기를 매개로 전파된 '웨스트나일병'(West nile disease)으로 가축과 사람에게 뇌염을 일으켜 284명의 환자를 사망케 함으로써 미국 전역을 공포에 떨게 했다. 그 외에도 인수공통 질환 '리프트 밸리열'(Rift valley fever) 등 과거에는 일정 지역에만 있던 바이러스 질환들이 기후변화로 인해 전 세계에서 출현하고 있다.

기후변화로 사람들이 미처 면역력을 갖지 못한 바이러스질환이 세계화 되어 퍼져 나갈 추세에 있다. 세계의 각 나라와 자유무역협정을 맺어 나가는 우리나라는 세계 어떤 나라보다도 더 큰 위험에 노출될 수도 있다. 더구나 국토의 면적이 좁고 인구는 많아 일단 유행하면 그 위험성은 더 높아질 것이다.

집단사육이 낳은 고기와 우유

　공장식 사육, 집단사육에 드는 곡류와 옥수수 등의 농작물과 물의 소비는 천문학적 양이며 더군다나 방목을 위해 행해지는 산림파괴는 이라크, 중국, 호주, 몽골과 같은 나라들을 사막화로 이끌었다. 사육에 따라 축사에서 나오는 이산화탄소와 오존, 아산화질소, 메탄가스 등의 온실가스는 지구 전체 온실가스의 약 20퍼센트를 차지하고, 배설물은 해양자원의 부영양화 등 환경오염의 주요 원인이 되고 있다.

　더구나 중남미와 같이 방목에 의한 사육방식이 아닌 가두어서 키우는 우리나라와 같은 사육방식은 가축들에게 검증되지 않는 GMO(유전자변형) 푸드, 항생제를 포함한 사료공급과 함께 큰 스트레스를 받고 자라게 하는 축사환경을 제공하고 있다.

　이런 스트레스 환경에서 자란 가축의 고기와 우유를 먹은 사람들의 건강이 온전할지 걱정이 앞선다. 과학적으로 증명되지 않는다고 문제가 없는 것이 아니며 과학적으로 문제없다는 검증이 되었다고 100퍼센트 안전하다고 보기 어렵다.

　예를 들어 이런 질문을 던지고자 한다. 비가 와서 내려온 강 상류의 물을 받아 정수한 물을 마시겠는가 아니면 축사에서 흘러나와 오염되었던 물이지만 과학적으로 잘 정수한 물을 마시겠는가? 두 가지 물이 똑같은 방법으로 정수되었고 음용이 가능한 수질검사 결과가 나와서 과학적으로는 같은 물이라고 하더라도 사람들은 당연히 강 상류의 자연이 선물한 물을 선택할 것이다.

왜냐하면 과학적으로 검증된 만큼 두 가지 물 모두 안전 하겠지만 그 물 속에 숨어 있는 과학적으로 측정할 수 없는 에너지 정보는 크게 다를 것이기 때문이다. 뇌사자로부터 신장이식을 받은 환자의 식성이 바뀌는 경우가 있다. 원인을 조사해 보니 신장 공여자의 식성을 닮아간다는 사실 등은 과학적으로 아직 검증되지 않는 사실이다.

육식을 줄여야 한다

최근에 와서 사회가 더 각박해지고 이기적으로 되어가고 믿지 못하는 풍조가 만연하고 있다. 어렵게 살았지만 조상들의 전통 공동사회가 이렇게까지 각박하지 않았는데 이러한 풍조는 어디서 왔을까 의문을 가져본다. 색다른 시각이라고 하겠지만 나는 우리의 육식문화가 하나의 원인일 것이라고 생각한다. 즉, 동물복지는 아예 도외시한 이기적인 집단사육의 방법으로 길러낸 가축을 도살하여 얻은 고기를 먹는 문화가 빚어낸 결과가 아닐까?

육식을 줄여야 한다. 육식이 줄면 길러야 할 가축의 수가 줄고 가축의 수가 줄면 동물복지를 지키는 자연 속의 사육이 될 것이고 따라서 양질의 축산물인 만큼 그 가격을 높이 인정해줌으로써 축산업도 유지, 발전할 것이다. 기르는 가축의 수가 줄면 환경오염의 위험도 줄고 기후변화에 따른 인수공통 전염병의 위험성도 훨씬 떨어질 것이다. 무엇보다 건강한 가축들의 면역력이 높아져 사람들에게 전파되기 전에 바이러스의 공격을 일차적으로 무력화시킬 것이다.

살아 있는 에너지 가득한 채식을 선택하라

중장년층이거나 노년층이라면 대사성증후군 등 각종 성인병에서 자유롭기 위해서라도 절식과 아울러 육식을 줄여야 한다. 물론 신부전 등 특별한 질환이 있는 경우는 마음 놓고 채식도 할 수 없는 경우가 있겠지만 그렇지만 않다면 살아있는 에너지가 가득 들어있고, 항산화제와 파이토케미컬(phytochemical)이 가득한 야채와 과일을 주 식단으로 하는 것이 우리의 건강을 위한 섭생법이다.

이미 죽어 생체 에너지는 없고 단백질과 아미노산에 박혀 있는 광물질 에너지만 존재하는 고기보다는 사람 몸의 생체 에너지와 공명할 수 있는 바이오 에너지가 가득한 야채와 과일 섭취가 건강을 더욱 광채 나게 할 것이다. 그것은 가장 자연을 닮은 식사이기 때문에 우리의 자연환경과 사회환경을 위한 일이기도 하다.

고기를 하루라도 먹지 않으면 기운이 없다는 생각은 자신의 습관에 길들여진 관념일 뿐이다. 우유나 달걀이야말로 최상의 영양식품이라는 환상에서도 깨어나 과잉섭취를 피해야 한다. 절식과 채식은 비만, 당뇨병, 고혈압, 심장질환 같은 성인병에 효과를 보이는 것은 이미 여러 임상 경과에서 확인되고 있다.

채식이 답이 될 수밖에 없는 이유

이덕희 | 경북대 교수

●●● 경북대학교 의과대학을 졸업한 후 현재 같은 대학 의학과 예방의학교실 교수로 있다. 골고루 먹는다는 것이 정신건강에나 육체건강에 최고일 것이라고 믿으면서 살아왔다. 그런데 남들은 쳐다보지도 않는 이상한 간효소에 정신이 팔려 10년쯤 연구를 하다 보니 더 이상 그게 아니라는 확신을 가지게 되었다. 그는 성장과 발전의 이름으로 인간이 반세기 동안 생산하여 사용한 수많은 화학물질로 완벽하게 오염된 현대사회에서 현미채식만이 그래도 아직 인간이 먹을 만한 음식으로, 그리고 인간을 치유할 수 있는 음식으로 남아 있다고 생각한다.

무엇을 먹고 사는가 하는 것은 생명체의 본질을 결정하는 하나의 중요한 잣대이다. 구체적인 동물 이름이 아닌 초식동물 혹은 육식동물이라는 보통명사를 듣기만 해도 온순함, 사나움, 공격성 등 누구에게나 금방 머릿속에 떠오르는 몇 가지 속성들이 있을 것이다. 인간은 잡식동물의 대표적인 예로써 식물성 식품과 동물성 식품을 모두 먹을 수 있는 그런 생명체로 알려져 있으며 따라서 예나 지금이나 '골고루 잘 먹는 것'은 건강을 위하여 가장 적절한 영양학적 조언으로 여겨지고 있다. 그러나 안타깝게도 우리가 살고 있는 현대의 문명사회는 더 이상 이러한 조언이 적절하지 않도록 만들어버렸다.

화학물질에 허용기준이란 없다

현재 우리는 매일같이 일상생활 속에서 공기, 피부, 음식물 등을 통하여 수많은 종류의 화학물질에 노출돼 살아가고 있다. 특히 소화기관은 외부에서 들어오는 음식물을 소화시켜 잘 흡수할 수 있도록 만들어진 특별한 장기이기 때문에 음식물을 통하여 들어오는 화학물질의 경우 음식물과 함께 쉽게 우리 몸속으로 들어올 수 있다.

우리는 언론을 통해 인체에 유해한 화학물질이 특정 음식에서 검출이 되었지만 그 농도가 허용기준 이하이기 때문에 문제가 없다는 식의 기사를 종종 보게 된다. 실제로 식품의약품안정청과 같은 국가기관에서는 수많은 화학물질에 대하여 '허용기준'이란 것을 정하고 있으며 대중들은 허용기준 이하라면 아무런 문제가 없을 것이라고 믿으면서 오늘도 살아가고 있다.

하지만 최근 여러 가지 화학물질들에 대한 만성적인 '저농도 노출'이 당뇨병을 비롯한 많은 만성퇴행성질환의 숨은 원인일 가능성을 지적하는 중요한 연구결과들이 보고되면서 이러한 믿음에 대한 신뢰가 서서히 깨지고 있다. 여기서 '저농도 노출'이란 대부분 허용기준 이하의 저농도를 의미한다.

허용기준을 넘는 높은 농도의 화학물질에 사람이 노출되면 당연히 세포에 독성을 나타남으로써 여러 가지 건강상 문제를 야기하게 된다. 그러나 폭발사고나 직업적으로 고농도로 노출되는 경우가 아니라면 일반인들에서는 이와 같이 독성을 나타낼 정도의 높은 농도에 대한 노출은 매우 드물다.

대부분의 일반인들은 허용기준을 못 미치는 매우 낮은 농도의 화학물질에, 그러나 다양한 형태의 수많은 화학물질에 자궁 안의 태아시절부터 평생을 통해 동시노출이 되고 있다는 특성을 가지고 있다. 문제는 높은 농도에서는 독성을 나타내는 많은 화학물질들이 아주 낮은 농도에서는 소위 내분비장애물질 혹은 환경호르몬으로 역할을 하게 된다는 점이다. 인체는 각종 호르몬의 거대하고 정교한 네트워크로 유지되는 생명체로써 이러한 호르몬 이상은 생식기 계통뿐만 아니라 발달, 대사, 면역 등 필수적인 생체기능에 장애를 초래하게 되며 이러한 이상은 궁극적으로 당뇨병을 비롯한 많은 만성퇴행성질환의 발생기전과 밀접하게 연관이 되어 있다.

현재 대부분의 나라에서 사용되고 있는 화학물질의 허용기준
은 화학물질의 독성에만 초점이 맞추어져 있을 뿐 이러한 내분
비장애물질로서의 화학물의 역할에 대해선 거의 고려하지 못한
채로 결정이 되고 있다. 또한 허용기준을 정할 때 개개의 화학물
질을 대상으로 하기 때문에 우리가 실제로 환경 내에서 노출되
는 형태인 수많은 저농도 화학물질에 대한 지속적인 복합노출이
어떤 결과를 초래할 것인지에 대해 그 누구도 답을 가지고 있지
않다. 따라서 현재 우리가 사용하고 있는 화학물질의 허용기준
이란 것은 그리 신뢰할 만한 것이 못 된다.

잔류성유기오염물질에 주목해야

수많은 화학물질 중 특히 주목해야 할 물질로 잔류성유기오염
물질(persistent organic pollutants: POPs)을 들 수 있다.
POPs는 한두 개의 특정 화학물질을 지칭하는 용어가 아니라 환
경 내에서 잘 분해되지 않으면서 먹이사슬을 통해 축적되고, 생
명체의 지방조직에 축척되는 그런 특성을 가진 화학물을 통칭하
는 용어이다.

잘 알려진 POPs 물질로는 디디티(DDT) 같은 유기염소계 농약, 월남전에서 고엽제로 사용된 다이옥신, 산업장에서 절연제 등으로 사용되는 폴리염화비페닐(PCBs) 같은 것들이 있으며 이들 화학물질들은 소위 내분비장애물질의 원조격이라 할 수 있다.

최근 POPs에 대한 저농도 만성노출이 당뇨병을 비롯하여 심장병, 뇌졸중, 류마티스성 관절염, 치주염, 암 등 수많은 만성퇴행성질환의 발병 위험을 높여줄 가능성을 시사하는 중요한 연구 결과들이 보고되고 있다.

POPs의 범주에 속하는 화학물질들을 인간이 처음 발명한 것은 약 1920년대이고 특히 세계 제2차대전 후 엄청난 양의 POPs들이 생산되었고 사용됐다. 그러나 1960년대, 드디어 이로 인한 생태계의 이상, 특히 야생동물들의 이상반응이 서서히 알려지는데, 레이첼 카슨의 《침묵의 봄》에 등장하는 화학물질들이 바로 이것이다.

1970~80년대를 기점으로 대부분 선진국에서는 POPs 중에서도 가장 문제가 되는 염소계 POPs들의 생산과 사용을 법적으로 금지했다. 그럼에도 불구하고 30~40년이 흐른 지금 일반인구 집단의 지방조직이나 혈액을 검사해보면 아직까지 다양한 POPs물질들이 상당량 검출된다.

왜 그럴까? 첫 번째 이유는 수십 년 전 POPs를 대량으로 사용

했을 때 체내로 들어갔던 POPs들이 아직 우리 몸속에 계속 존재하기 때문이다. POPs물질은 한 번 몸속에 들어가면 지방조직에 축적이 되면서 아주 서서히 대사가 되는데 그 반감기가 수 년에서 수십 년에 이른다. 두 번째 이유는 환경내로 배출된 이 POPs물질들이 수십 년 동안 지구상에 존재하는 먹이사슬을 완벽하게 오염 시켰고 우리는 이와 같이 POPs에 오염된 음식물을 먹으면서 살고 있기 때문이다.

거의 모든 동물성 식품들은 POPs에 오염돼 있다

생태계의 먹이사슬은 간단하게 태양에너지를 이용하여 광합성을 하는 식물, 이를 먹고 사는 초식동물, 초식동물을 먹고 사는 육식동물의 3단계로 요약할 수 있으며 육식동물은 포식 단계에 따라 보다 세분할 수 있다.

인간이 사용하였거나 사용하고 있는 화학물질들 중 POPs와 같이 빛이나 미생물 등에 의하여 자연분해가 잘 되지 않는 종류들은 일단 환경내로 배출이 되면 먼저 토양, 대기, 수질과 같은 환경을 오염시키고 시간이 지나감에 따라 서서히 생물체의 지방조직에 축적이 되면서 먹이사슬을 통하여 생물농축이 발생하게 된다. 따라서 먹이사슬의 가장 아래쪽에 있는 식물성 식품은 가장 오염도가 낮으며 먹이사슬의 위쪽에 있는 생명체일수록 훨씬 더 높은 POPs농도를 가지게 된다.

단언컨데 인간과 마찬가지로 현재 지구상에 존재하는 거의 모든 동물성 식품들은 POPs에 오염이 되어 있다고 볼 수 있다. 식물성 식품의 경우 오염된 토양에서 자란 경우 역시 POPs물질이 검출될 수는 있으나 그 절대량에 있어서는 동물성 식품과 비교할 바가 못 된다.

또 하나 심각한 사실은, 대표적인 POPs물질인 일부 유기염소계 농약들이 현재도 일부 아시아, 아프리카, 남아메리카의 개발도상국들에서 사용되고 있다는 것이다. 이 유기염소계 농약들은 효과가 매우 탁월하기 때문에 개발도상국에서는 법적으로 금지해도 실제로는 사용되고 있다는 보고서를 국제 환경단체인 그린피스가 내놓은 바 있다. 또한 역시 유기염소계 농약 중 대표적인 예인 DDT의 경우 말라리아 예방을 위해 아시아, 아프리카, 남아메리카 열대지역에서 공식적으로 사용할 수 있도록 세계보건기구(WHO)에서 권장하고 있다. 그렇기 때문에 이런 지역에서 재배된 음식은 비록 식물성 식품이라 할지라도 POPs물질에 오염되어 있을 가능성이 있다. 뿐만 아니라 우리가 그동안 사용하고 버렸던 컴퓨터들, 휴대폰들, 각종 전자제품들의 폐기물에도

POPs물질들이 포함되어 있거나 이들 폐기물을 부적절하게 소각시키는 과정에서 다이옥신과 같은 POPs물질들이 배출될 수 있는데 이들 폐기물의 최종 기착지가 유기염소계 농약 사용 지역과 동일한 아시아, 아프리카, 남아메리카의 개발도상국들이다.

도대체 무엇을 먹어야 하는가

만성적 저농도 POPs에 대한 노출이 더 이상 안전하지 않다는 최근의 연구결과는 도대체 무엇을 먹어야 하는가를 두고 현대를 사는 우리에게 매우 큰 고민거리를 안겨준다. 최근 환경오염이나 동물의 고통 등 다양한 이유로 육식을 피하고 채식을 하는 인구들이 점차 증가하고 있다. 여기에다 POPs에 대한 연구결과는 '채식이 답이 될 수 밖에 없는' 또 하나의 분명한 이유를 이야기해주고 있다. 우리가 반세기 동안 누려왔던 문명의 대가로 어쩔 수 없이 육식을 포기해야 할 시점이 온 것 같다.

구강건강과 음식의 관계

이영선 | 목인치과의원 원장

●●● 부산대학교 치과대학을 졸업했다. 대학생 시절부터 채식을 시작했으며 생명사랑채식실천협회, 지구사랑초록빛음악회 등의 활동을 통해 채식과 환경보호의식을 전파하는데 적극적인 활동을 펼친 바 있다. 현재는 베지닥터 활동을 통해 채식과 생명사랑을 널리 알리고, 세상의 모든 아이들이 건강하고 조화로운 삶을 살아갈 수 있는 아름다운 세상을 만드는 것이 꿈인 비건채식의사이다. 2000년 부산에서 목인치과의원을 개원해 환자진료에 최선을 다하고 있다.

치의학은 구강과 악안면 영역의 건강과 질병을 연구하는 학문이다. 하지만 생명이 유지되는 것은 인체의 각 부분이 유기적으로 연결되어 작용해야 가능한 일이다. 때문에 구강악안면 부위의 건강은 전신의 건강과 밀접한 관계 속에서 이해되어야 한다.

따라서 구강의 건강상태를 통해 몸 전체 상태를 유추해 볼 수 있기도 하고 거꾸로 구강의 질병이 전신에 영향을 미치기도 한다. 한 예로 만성적인 편측저작은 구강 주위 근육기능의 불균형을 초래해 턱관절 이상이나 긴장성 두통을 유발할 수 있을 뿐만 아니라 장기화 될 경우 인체 전체의 불균형을 야기할 수도 있다. 그렇기 때문에 편측저작의 요인이 될 수 있는 여러 가지 구강질환들을 조기에 치료하는 것은 중요하다.

치아 손실 환자는 심혈질환으로 사망할 가능성 높아

또 다른 예로 최근 스웨덴 연구진이 미국 치주과 학회지(Journal of Periodontology) 인터넷판에 보고한 바에 따르면, 치주염 때문에 다수의 치아를 상실한 사람의 경우 그렇지 않은 경우보다 조기 사망 위험이 최대 7배나 높아지는 것으로 나타났다. 이들의 가장 큰 사망 원인은 심혈관계질환이었다. 스웨덴 예블레시립병원과 웁살라대학이 공동으로 진행한 이 연구는 7,700명의 성인 남녀를 평균 12년 간 추적 조사해 이뤄졌다.연구는 연령, 성별, 흡연 여부 등의 다른 위험 요소들을 감안한 후 치과 검진 당시 확인된 치아 개수와 12년 후 사망할 위험 사이에 특정한 상관관계가 존재한다는 사실을 확인했다. 잔존 치아수가 적을수록 사망 위험이 증가되며 특히 심혈관계질환으로 사망할 가능성이 가장 높았다고 한다.

예블레시립병원 의사인 안데쉬 홀름룬드 씨는 "이번 연구결과는 낮은 구강건강 수준과 심혈관계질환 사이에 유의한 관계가 있다는 견해를 뒷받침하지만 그 이유에 대해선 추가연구가 필요하며 죽상경화증을 일으키는 혈관 내의 유사한 염증작용이 하나의 가설이 될 수 있을 것이다. 다른 한편으로는 다수의 치아 손실을 경험한 사람들은 그렇지 않은 사람들에 비해 심혈관계 질환을 일으키는 생활방식을 갖고 있을 수 있다."고 말했다.

올바른 생활습관은 치과치료에 절대적으로 필요

그렇다면 심혈관계질환을 일으키는 생활방식이란 어떤 것일까? 고혈압이나 동맥경화, 뇌졸중, 협심증과 같은 심장 및 뇌혈관계질환이 있는 사람이 치과치료를 받기 위해 치과를 방문할 경우 마취를 비롯해 복용하고 있는 약물들로 인해 일반적으로 매우 주의를 필요로 한다. 따라서 일반병원에서는 대부분 2차 병원이나 3차 병원으로 의뢰하게 되는데 이런 질환을 가진 환자 수는 최근에 점점 늘어나고 있다. 이 병을 앓고 있는 환자는 본인의 삶의 질이 떨어질 뿐 아니라 건강보험재정에 대한 부담도 가중되어 그 결과를 다시 국민들이 떠안게 되는 악순환도 이어지게 된다.

올바른 식습관과 생활방식을 통해 이런 질환들을 조절할 수 있다면 치과치료에 많은 도움이 될 것은 당연하다. 스웨덴 연구를 참고해 보았을 때 그것은 또한 치주질환 자체의 발병률도 떨어뜨리고 그와 상관관계가 있는 심혈관계질환의 발생도 줄일 수 있을 것 같다는 희망적인 생각이 들기도 한다.

치아도 뼈…
칼슘을 위해선 우유보다 채소를 선택해야

전신의 건강과 영양상태는 어떻게 구강건강에 영향을 미치게 될까? 달고 점착성이 높고 산도가 높은 음식들이 치아우식증(충치)을 잘 발생시키며 섬유질이 많은 음식이 자정작용에 의해 오히려 치아우식증을 예방한다는 것은 오래 전부터 알려진 사실이다.

엄밀히 이것은 전신과 구강의 연관성이라기 보다는 음식물이 소화되기 전 처음 구강 내에서 직접 작용하는 과정에서의 일이다. 그렇다면 음식이 몸에서 소화된 이후에는 치아와 치주에 영향을 주지 않는 것인가? 그렇지 않다. 흔히 알고 있듯이 치아의 건강을 위해 칼슘의 공급은 중요하다.

그런데 최근의 알려진 연구들에 따르면 우유는 풍부한 칼슘에도 불구하고 과도한 단백질과 지방, 호르몬물질의 함유로 오히려 건강에 해롭고 심지어 골다공증을 유발할 수 있다고 하니 뼈와 유사한 치아의 건강에도 오히려 해가 된다.

음식 자체가 가지고 있는 영양소도 중요하지만 그것이 인체에 다른 부작용 없이 적절하게 흡수될 수 있는가의 여부가 더 중요한 것 같다. 그렇다면 칼슘을 충분히 함유하면서도 저작시의 자정작용을 돕고 칼슘 이외의 미네랄과 몸에 유익한 섬유질과 파이토케미컬들을 풍부하게 가지고 있는 싱싱한 채소, 해조류, 콩류, 통곡식류의 식품들을 꾸준히 먹는 것이 치아건강과 치아우식증의 예방에 더 좋다는 것이 당연한 결론일 것 같다

골다공증에도 채식은 유익

골다공증에 있어서 특기할 만한 것은 골다공증 치료나 유방암의 전이를 막기 위해 복용하는 약물 역시 파골세포의 증식과 활동을 억제하는 반면 상처의 치유를 지연시킴으로써 오히려 골괴사를 일으키는 '브론즈신드롬'(BRONJ syndrom)을 초래할 수

있다는 연구결과가 새롭게 대두되고 있다는 것이다. 이것은 임플란트 식립 후의 예후에도 중대한 영향을 끼친다.

따라서 폐경기 여성의 골다공증의 예방과 치료는 치과적으로도 중요한 문제이며 콩류나 채소류의 꾸준한 섭취를 통해 이러한 질환을 예방하고 조절할 수 있을지의 여부에 치의사들이 많은 관심을 기울인다면 환자에게도 우리 치의사들에게도 무척 반가운 소식이 될 것이다.

유기오염물질과 치주염의 관계

치아우식증 외에 또 하나 자주 발생하는 중대한 구강질환은 흔히 풍치라고 일컫는 급성과 만성의 치주염이다. 성인들은 치주염에 의해 치아를 상실하는 경우가 더 많고 치주염은 보통 한두 개의 치아가 아니라 다수의 치아에 같이 이환되는 경우가 많다. 치주염에 대해서는 플라그라고 하는 치면세균막 내의 세균들에 대한 연구가 오래 전부터 있어 왔고 임플란트의 발전과 함께 치조골의 재건을 위한 재료와 기술 역시 눈부신 발전을 해왔다. 하지만 무엇보다 원인의 규명을 위해 플라그와 칫솔질 습관과 같은 국소적인 요인뿐만 아니라 유전적 혹은 선천적, 전신적 요인에 대한 연구 역시 꾸준히 진행되어 왔다. 그 중에서 인체 내 유기오염물질(POPs)로 인한 면역력저하와 치주염이 관련이 있음이 최근의 연구에서 밝혀졌다.

POPs는 앞서 나온 것처럼 내분비계를 혼란시키는 물질로 매우 유독하고 생명체들의 지방조직 내에 축적된다. 직업상의 노출을 제외하면 보통 사람들은 음식 섭취를 통해 POPs에 노출된다. POPs에 대한 노출은 면역체계의 장애를 통한 치주조직의 세균감염에 대한 민감성을 증가시킬 수 있다.

살충제, 다이옥신, 농약, 단열제, 후라이펜 코팅제와 같이 생체 내에서 잘 분해 되지 않는 화학물질인 POPs는 먹이사슬과 지방조직을 통해 축적되고 익히 알고 있는 플라스틱류의 환경호르몬처럼 저농도(허용기준 이하의 낮은 농도)로 장기간 노출될 경우 건강상의 문제가 더욱 심각하게 나타난다고 한다. 그리고 치주질환 뿐만 아니라 당뇨병, 심혈관계질환, 비만과 같은 전신질환과도 밀접한 연관이 있는 물질이다. 동물들의 지방조직과 혈액 속에서 다량 검출되며 그 절대량에서 비교할 수 없지만 오염된 토양에서 자란 식물들에서도 검출된다고 한다. 이러한 내용을 살펴볼 때 육류보다 먹이사슬의 가장 아래쪽에 위치한 유기농 채소 위주의 식사가 인체의 면역기능에 도움이 되고 치주질환의 예방에도 도움이 될 것이라는 생각이 든다.

나는 구강을 통해 세상을 바라본다

오늘날과 같이 유해한 환경물질들이 넘쳐나고 먹는 음식에도 온갖 호르몬들과 약물들이 잔류해 있는 현실에서, 아이들의 성조숙증, 비만, 집중장애, 어른들과 아이들의 경계가 사라지고 있는 온갖 생활습관병들, 그리고 원인불명의 자가면역질환, 심각하게 확산되고 있는 우울증 같은 정신질환들을 자연스럽다거나 단순한 현상으로만 보아 넘길 수 없는 것은 비단 나 혼자만의 생각일까?

오늘도 나는 구강을 통해 세상을 바라보면서 치아우식병과 치주질환의 치료 이전에 가장 먼저 입을 통해 매끼니 마다 우리의 몸 안으로 들어오는 이 온갖 종류의 음식들이 도대체 어떤 경로로 우리의 식탁까지 도달하는 것인지 다시 한 번 묻지 않을 수 없다. 그리고 우리의 건강을 위해서 음식의 선택이 얼마나 중요한 것인지 새삼 느끼게 된다.

나의 채식 이야기…
현미밥채식에서 길을 찾다

이우정 | 두이비안한의원 원장

●●● 경희대학교 한의과대학을 졸업한 후 20년 가까이 이비인후과 질환을 중심으로 진료해왔다. 특히 지금까지 제대로 알려지지 않았던 비강과 부비동의 기능을 집중적으로 연구함으로써 좀더 보존적이며 근본적인 치료법을 개발하여 시행해오고 있다. KBS, OBS 등의 건강 관련 프로그램에 수차례 출연하였고 네이버 지식인 의료 상담 한의사로도 위촉되어 활동하고 있다. 현재 두이비안한의원 원장이며, 주행한의학회 · 대한한의학회 · 대한한방안이비인후피부과학회 정회원이다. 저서로는 《코골이, 축농증 수술 절대로 하지 마라》가 있다.

임상을 시작한 지 20년이 넘어간다. 그러면서 그동안 관찰로 고혈압과 당뇨병은 뇌의 상태와 밀접하다는 생각을 하게 되었다.

뇌에 관심을 갖게 된 계기는 이렇다. 두 돌 된 쌍둥이 아이를 데리고 온 엄마가 있었는데 한 아이는 팔랑팔랑 걷기를 잘하는데 한 아이는 젖병도 꽉 쥐지 못하고 고개를 겨우 가누는 정도의 뇌성마비증세를 가지고 있었다. 엄마는 쌍둥이를 출산하면서 한 아이는 난산을 하게 되어 뇌에 손상을 입었던 것 같다고 한다.

뇌성마비는 유전자 이상이 아니고 후천적으로 사고를 입어 뇌에 산소공급이 안되면서 일정 부분 뇌가 손상된 상태이다. 쉽게 말하면 어른 중풍은 뇌의 혈관이 터지든지 막히든지 해서 뇌세포의 일부분이 확실히 손상된 상태이지만 뇌성마비는 호흡을 못해 뇌의 전체적인 부분에 얇게 손상을 입은 소아 중풍이라고 보면 될 것 같다.

나는 어떻게 해서라도 뇌에 효과적인 자극을 주어 조금이라도 혈액순환을 좋게 할 수 있으면 도움이 될 거라는 생각에 두 달만 치료해 보자고 권하게 되었다. 아기이기에 아프지 않게 레이저 침으로 살짝살짝 자극을 주면서 매일 치료에 정성을 다했다. 손에 힘이 들어가고 부드러워지면서 젖병을 그럭저럭 쥘 수 있을 정도로 좋아지는 듯했다. 어른 중풍 환자만 치료하다가 어린 아이를 만나게 된 인연으로 뇌에 대한 공부를 시작하게 된 것이다.

고혈압, 당뇨병은 뇌와 관련이 있다

뇌에 대한 지식이 쌓이면서 비염환자를 보아도 뇌 기능 중심으로 생각하게 되고 축농증 환자를 보아도 그렇고 알레르기 환자도 당뇨병 환자도 고혈압 환자도 뇌기능을 중심으로 바라보게 되었다.

뇌를 위해, 뇌를 먹여 살리기 위해 오장육부가 존재하는 것이지, 오장육부의 균형을 맞추기 위한 컨트롤타워로서 뇌가 존재하지 않는다는 사실을 먼저 말하고 싶다. 그리고 우리 몸에서 제일 이기적인 장기가 뇌라는 사실도 말하고 싶다.

뇌는 심장에서 나오는 피의 25~40퍼센트를 사용한다. 또 심장에서 나오는 피의 25~40퍼센트의 포도당을 뇌 혼자서 사용한다. 우리 인체에서 분비되는 모든 중요한 호르몬은 뇌하수체에서 분비되는데, 이 호르몬은 우리 몸의 항상성을 유지하게 한다. 그런데 뇌하수체가 호르몬을 분비할 때 기준이 되는 것은 오로지 뇌의 상태라는 생각이 들 정도로 뇌는 자신만을 위해 오장육부의 상태를 조절한다는 것이다.

뇌는 근육에 쥐가 내리는 협심증이 생길 정도로 심장을 부려먹으면서 피를 올려 보내게 한다. 뇌가 심장이 터지도록 일을 시키는 것은 오로지 자신만의 상태를 최적으로 하기 위함이다.

당뇨병 환자의 경우, 스트레스 등으로 머리가 맑지 않을 때 다시 말해서 뇌가 최적의 상태가 아닐 때 혈당의 수치가 오른다. 당뇨병은 극도의 긴장상태에서 발병하는 경우가 많은데 이런 면에서 머리를 맑게 하는 치료를 하게 되면 혈압과 당뇨의 수치가 같이 떨어진다.

그리고 머리가 맑지 않으면 혈압이 오르든지, 혈당이 높아진다든지 하다가 오랜 기간 누적이 되면 두 가지 병을 같이 갖게 되는 것을 많이 보았다. 그리고 혈압을 낮추는 약을 쓰게 되면 순간적으로 혈당이 높아지는 것도 관찰할 수 있고, 혈당을 낮추게 되면 혈압이 높아지면서 시소게임이라도 하듯 이 둘이 오락가락 하는 것을 볼 수 있다.

그래서 결국 혈압약과 당뇨약을 같이 쓰게 된다. 혈압을 높여 제일 많이 피를 공급받게 되는 장기는 뇌라는 사실을 기억해 보자. 그렇다면 뇌를 맑게 유지하기 위한 노력을 하게 되면 우리 몸은 굳이 혈압을 높이지 않아도 될 것이다. 뇌를 맑게 유지하기 위해 노력을 하게 되면 굳이 혈당을 높이지 않아도 될 것이다. 왜냐하면 혈액 속의 포도당을 제일 많이 사용하는 장기는 뇌이기 때문이다.

머리를 맑게 하고 싶다면 '채식'을 선택해야

그렇다면 뇌를 맑게 하기 위해선 어떻게 해야 할까. 마음의 걱정과 근심을 잘 해결하는 방법을 터득하게 된다면 제일 좋을 것이고, 음식으로 피를 맑게 하는 것도 빠른 방법이 될 것이다.

채식이 답인 이유가 바로 여기에 있다. 채식을 하게 되면 콜레스테롤 등의 수치가 떨어지게 되고 피가 맑아지면서 당연히 핏줄의 건강도 좋아지게 되는데 이로 인해 뇌의 핏줄도 깨끗해지고 튼튼해지면 고혈압과 당뇨병의 걱정을 동시에 해결할 수 있다.

정말 건강관리를 잘하는 50세의 남성 환자가 있었다. 혈압은 120/80, 맥박수 지극히 정상. 그런데 눈동자를 보니 고양이 눈처럼 까만 동자 가장자리에 흰 테두리가 생겨 있었다. 이유를 들어본즉 본태성 고혈압 가족력으로 혈중 지질이 높아 눈동자에 지방이 침착되어 그렇게 되었다는 것이다. 매일 규칙적으로 운동을 하고 10년이 넘도록 혈압약과 고지혈증약을 먹은 덕분에 수치는 정상으로 유지하고 있다는 것이다.

하지만 약은 약일뿐이다. 나는 주저없이 그 환자에게 채식을 권했다. 결과는 바로 나타났다. 보름마다 검진을 받는데 담당 의사가 두 달만에 혈압약과 고지혈증약을 끊어도 될 것 같다고 말했고 환자 본인도 놀랄 정도로 몸이 쾌적해짐을 느낀 것이다.

채식을 권하기 시작하면서 확실한 답을 준 첫 환자였기에 나도 놀라워하며 다시 물었다. "어떻게 했는데 혈압약을 끊을 수 있으셨어요?" 그랬더니 "원장님 시키는대로 다 했는데요. 채식 관련 책을 읽고 냉장고 앞에 요약해서 붙여 놓고 외식 약속도 거부하며 철저하게 지켰습니다". 그러면서 환자는 "그렇게 병원을 오래 다녔는데 왜 한 번도 채식을 하라고 말씀해 주시는 의사선생님을 만난 적이 없는지 안타깝다"고 덧붙였다.

환자는 평생을 먹어야만 하는 것으로 알았던 혈압약을 끊을 수 있다는 생각조차 하지 못했던 것이다. 4개월이 지난 후 다시 만난 그 환자는 훨씬 까맣게 변한 눈동자를 갖고 있었다. 고혈압과 당뇨병은 약으로 관리하는 병이 아니라, 마음을 맑고 고요하게 관리하고 맑고 깨끗하고 담백한 음식을 먹으면 생기지 않는 병인 것이다.

채식에 현미를 더하니 '금상첨화'

고혈압과 당뇨병에는 채식이 답이라는 소중한 사실을 발견하자 나의 관심은 밥에 이르렀다. 우연히 현미식을 알게 되고 나서

느끼는 몸의 변화는 쌀밥을 먹으면서 채식을 할 때와는 비교가
안될 정도로 단단해 진다는 것이었다. 첫 반응을 확실히 느낀
것은 침구요법 세미나에서였다. 매 주마다 혈자리 잡히는 시험
대상이 되곤 했는데, 강사가 혈자리를 누르면 소리를 지를 정도
로 모든 자리가 몹시 아팠으나 현미식을 한 뒤 일주일만에 강사
가 진통제 먹고 왔냐고 할 정도로 아픔이 줄어들었다. 배변도
훨씬 시원하고 채식만으로는 덜 빠졌던 뱃살이 순식간에 줄어
들었다. 그리고 좋은 것은 과식을 해도 살이 찌지 않는다는 것
이었다.

채식만 할 때는 그저 맑은 음식이니 몸도 마음도 맑아지겠거
니 하는 스스로의 만족감으로 하였는데 현미식이 붙으니 최강의
답이 되는 듯 하였다.

38세 신부전증 환자, 그리고 58세 메니에르병 환자

38세 된 만성 신부전증 환자로 어릴 때 감기처럼 앓은 신장염
으로 신장기능이 떨어져 직업도 갖지 못하고 20년째 혈액 투석
을 하고 있는 총각이 있었다. 주저없이 나는 현미밥과 채식을 권

하였다. 두 달 뒤에 찾아온 환자의 얼굴은 우리 한의원 식구들을 깜짝 놀라게 했다. 얼굴이 그렇게 맑아질 수가 있단 말인가. 혈압약과 이뇨제를 먹고 있는 상황에서도 부숙부숙 했던 몸이 현미밥과 채식을 한 뒤 붓기가 현저히 줄어들었다. 항상 불안해하며 신장이식을 생각한다던 이 환자는 현미밥 채식에서 그동안 몰랐던 새로운 희망을 찾은 것이다.

메니에르병으로 인한 어지럼증과 두통, 탈모로 고생하던 58세의 남자 환자는 한의원에서 코골이 치료를 받으며 현미밥과 채식을 시작하였다. 얼마 뒤 환자는 "원장님 전 8년 동안 두통과 혈압으로는 내과에, 어지럼증으로는 이비인후과에, 뒷목과 어깨가 아프면 정형외과로 병원만 찾아 다녔었어요. 그런데 이게 어떻게 같이 동시에 다 해결이 되는 거죠?"라며 웃어 보였다.

현미식과 채식은 이렇듯 놀라운 치유효과를 보이는 것이다. 나는 육식과 쌀밥은 독약이라고 생각한다. 사람들은 생명력이 들어 있는 쌀눈을 떼어내 '쌀을 독약'으로 만들어 먹으면서 그로 인해 나타나는 피로는 영양제와 혈액순환제 등으로 보충하는 어리석음을 범하고 있다. 고기와 흰쌀밥을 먹으며 정말 건강해지기를 원한다면 그야말로 어불성설이다. 내가 먹는 음식은 오늘부터 갑자기 바꿀 수 있다. 음식을 바꾸어보자. 오늘부터 당장. 그 효과도 오늘부터 단박에 나타난다. 오늘부터.

건강한 일터를 꿈꾸며
채식을 하다

이의철 | 대전 선병원 산업의학센터 과장

●●● 인하대학교 의과대학을 졸업하고 같은 학교 대학원 '사회 및 예방의학' 박사과정에 있다. 산업 근로자의 질병 예방 프로젝트를 수행하다 채식 옹호론자가 됐다. 근로자의 식생활과 질병의 상관관계를 연구하다 육식을 즐기는 사람일수록 고혈압과 고지혈증·당뇨병 발생 빈도가 확연히 높다는 사실을 발견했다. 산업현장의 근로자들을 보면서 사업장의 식단을 백미 대신 현미로 꾸리는 목표를 갖고 있다. 현재 대전 선병원 산업의학센터 과장으로 재직 중이다.

독일에 있는 단짝 친구의 말이다.

"이의철, 네가 채식을 해? 네 입에서 식습관에 대한 얘기가 나오다니, 야! 정말 놀랄 일이다!"

그도 그럴 것이 내가 그동안 그 친구에게 보여 왔던 모습은, 개인에 초점을 맞추기 보다는 그 개인이 처한 환경과 조건에 초점을 맞추고, 개인의 상태를 호전시키기 위해서는 환경과 조건을 먼저 개선해야 한다고 목소리를 높였기 때문이다. 그러니, 하물며 개인이 먹는 것, 그것도 채식이라니, 놀랄 만도 하다.

사실 나는 본격적으로 채식을 시작한지 얼마 되지 않는다. 2011년 1월 말부터 채식을 시작했다. 결정적인 계기는 채식으로 고혈압과 당뇨, 고지혈증이 확실하게 개선된다는 것을 믿게 된 것이다.

먹는 것의 힘, 채식의 힘을 믿게 되다

전공의 시절 현재 베지닥터 회원이기도 한 정이동 선생은 당시 틈나는 대로 '식습관 개선으로 심혈관질환을 완치시킬 수 있다'고 얘기했다. 당시에는 그런 사실 자체를 믿지 않았다. 질병 치료는 약이 우선이고 음식은 보조적일 수밖에 없다고 생각했다. 오히려 어떤 질병에는 어떤 음식이 좋더라 하는 소문들 때문에 많은 사람들이 '제대로 된(?)' 치료(주로 약물치료)를 등한시하다 병을 키워 병원을 찾는 경우를 봐왔기 때문이다. 그래서 고혈압, 당뇨, 고지혈증 등 흔한 생활습관병에 어떤 음식이 좋아 먹고 있다는 사람들의 얘기는 한귀로 흘려버리고, 더 늦기 전에 빨리 약물 복용을 시작하라는 충고를 열심히 했다.

사실 채식을 하고 있는 지금도 '고혈압엔 뭐~', '당뇨병엔 뭐

~' 하는 식의 소문엔 동의를 하지 않는다. 원인 중 상당 부분은 동물성 식품 섭취에 있기 때문에 동물성 식품 섭취를 줄이거나 배제하기 위한 노력은 하지 않고 특정 음식만 섭취해서 쉽게 병을 고치겠다는 생각은 약만으로 고치겠다는 생각과 크게 다르지 않기 때문이다.

다만, 지금은 약도 중요하지만, 우리가 먹는 음식이 약물만큼 혹은 그 이상의 효과를 (긍정적이든 부정적이든) 낼 수 있다는 것을 인정하게 된 것이 과거와의 차이이다. 음식이 발휘하는 부정적인 효과는 동물성 식품 섭취의 결과를 보면 알 수 있고, 긍정적인 효과는 식물성 식품 섭취를 늘리고 동물성 식품 섭취를 제한함으로써 쉽게 알 수 있다.

2011년 1월 나는 책을 통해서 얻은 지식과 경험에서 얻은 노하우를 바탕으로 드디어 현미밥 완전 채식을 시작하게 되었고, 이를 바탕으로 본격적으로 근로자들과 환자들에게 채식의 장점에 대해 알려 나가기 시작했다.

사실 나는 여러 가지로 채식을 시작하기에 유리한 조건에서 있었다.

채식을 위한 좋은 배경

내가 완전채식을 시작하기 수월했던 데는 나보다 1년여 먼저 완전채식을 하고 있던 아내의 영향이 크다. 베지닥터 모임에서 가족들의 협조가 없어 어려움을 겪고 있는 선생님들의 얘기를 들을 수 있었는데, 그런 얘기를 들으면서 나는 참 복 받은 사람이구나 하는 생각을 했다. 게다가 나는 채식을 본격하기 전에 이미 수년간 100퍼센트 현미밥을 즐겨 먹어와 현미밥에 대해서도 큰 거부감이 없었다. 오히려 나는 현미밥을 먹다 백미밥을 먹으면 씹히는 맛도 없고, 고소하고 약간은 쌉싸래한 현미 특유의 맛이 없어 싱겁게 느끼는 편이었다. 그래서 당시의 식생활 지도에는 채식은 아니지만 현미밥에 대한 얘기는 단골로 등장하였다. 아내의 지원(더 나아가 환영)과 이미 현미밥에 익숙해진 상황은 나를 현미밥 채식이란 새로운 세상에 연착할 수 있도록 한 원동력이었다.

현미밥의 효과

잠시 1년 전 얘기를 하자면, 나는 결혼 후에도 6개월 정도를 주말 부부로 지내야했다. 그러다보니 자연스럽게 외식하는 경우가 많고 고기, 곱창, 회를 먹는 경우가 많아졌다. 수축기 혈압이 120~130mmHg 정도, 콜레스테롤은 190mg/㎗ 정도로 살짝 신경이 쓰이는 수준이 되었다. 그런데, 어느 날 혈압을 재보니 수축기 혈압이 100mmHg에서 왔다갔다 하는 것이다. 깜짝 놀랐다. 이렇게 낮게 나온 적이 없었는데…. 하지만 기분은 좋았다. 그러면서 이유가 뭘까 곰곰이 생각해봤다. 당시 아내가 없더라도 밥은 꼭 먹자는 생각으로 현미밥을 아침에 꼭 챙겼던 기억이 났다. 반찬은 특별한 것이 없어 주로 김치나 간단한 밑반찬 정도였다. 체중도 크게 표시가 나는 정도는 아니었지만 1~2킬로그램 정도는 빠져 있었다. 당시에는 현미밥이 이런 효과를 냈는지 정확하게 이해하진 못했지만, 어렴풋하게나마 '현미밥 때문인가?' 라는 생각을 했고, 이런 경험을 살려서 상담을 하고, 현미밥을 적극적으로 홍보했다. 하지만 아직까지 채식은 나와는 상관없는 일이었다.

그러던 중 우연히 서점에서 대구의료원 황성수 박사의 《고혈압, 목숨 걸고 편식하다》라는 책을 보게 되었다. 서점엔 고혈압에 대한 책들이 무척이나 많다. 하지만 난 약물 치료, 금연, 절주, 운동, 저염식 이외에 고혈압에 좋은 뭔가가 있다고 주장하는 책들을 강한 의심의 눈초리로 바라보고 있었다. 그래서 그런 책들을 그저 '무지한(?)' 환자들을 현혹하는 상술 정도로 간단하게 외면하고 있었다. 하지만 황성수 박사의 책은 달랐다. 그 책은 MBC스페셜에 방영된 내용이 고스란히 담겨 있었기 때문에 뭔가 '신뢰'를 느낄 수 있었다. 또 주변에서 MBC스페셜 '목숨 걸고 편식하다'에 대한 얘기를 들었던 터라, TV에서 어떤 내용이 방영되었는지 궁금해 선뜻 책을 구입했다.

책 내용은 가히 충격적이었다. 내가 사업장을 돌아다니면서 만난 수많은 근로자들의 건강문제를 해결할 수 있는 방법을 바로 이 책에서 얻을 수 있겠다고 생각했다. 동물성 식품인 고기, 계란, 우유, 생선을 제한하고, 현미밥에 식물성 식품들은 양껏 먹는데도 체중이 줄고, 혈압과 혈당, 혈중 지방 농도가 조절되다니! 다른 어떤 식이 가이드보다 간단하고, 환자들이 이해하기도 쉬울뿐더러, 효과도 '충격적'으로 좋았다.

그 후 채식 및 식사와 관련된 수십 권의 책을 구입해서 읽기 시작했다. 그러면서 베지닥터를 알게 되었고, 베지닥터를 통해 나보다 먼저 환자들 진료에 채식의 원리를 적용하고 계신 선생님들의 경험을 접하면서 더욱 더 '채식의 힘'에 확신을 갖게 되었다. 또 일부 선생님들은 본인이 현미밥 채식의 효과를 직접 체험하고 열렬한 현미채식 옹호자가 되기도 하였다. 한의사 선생님이었는데, 현미밥 채식을 시작하고 4일 만에 150mmHg 수준이었던 수축기 혈압이 110mmHg 수준으로 뚝 떨어지고, 그 후로도 안정적으로 유지되었다는 것이다. 100일 동안 체중도 10킬로그램 이상 줄고, 이런 변화를 지켜보던 아이들도 조금씩 육식을 줄이려 한다는 얘기도 함께 들을 수 있었다. 정말 훌륭한 사례였다. 지금도 난 이 선생님의 사례를 들며 환자들이 하루라도 빨리 현미밥 채식을 시작하도록 독려하고 있다.

현미밥 채식의 효과

본격적으로 현미밥 채식을 시작하고 이제 3개월 정도 지났다. 몸무게가 4~5킬로그램 가량 줄었다. 키가 180㎝인데, 71킬로그램에서 현재는 66~67킬로그램 수준을 유지한다. 딱 고등학교 시절 몸무게다. 혈압이나 혈중 지방 농도는 당연히 낮게 나온다. 하지만 채식을 하면서 느끼게 된 몸의 변화는 이것만이 아니다. 우선 식후 나른함이 줄었고, 전반적인 피로감도 줄었다. 화장실을 하루에도 1~2번 가게 되고, 대변을 아주 시원하게 보게 되었다. 뱃살이 줄고 허리가 2인치 가량은 줄어 허리띠 길이를 줄이고, 바지를 새로 사야 될 형편이 됐다. 피부에는 잡티가 없어졌고, 양쪽 어깨에 좁쌀만 하게 수없이 나 있던 피지들도 1달 정도 지나니 감쪽같이 사라졌다. 그리고 뭐라 표현해야 할지 잘 모르겠지만, 몸이 가벼워지고 맑아지는 느낌이 들었다. 그리고 이렇게 좋은 느낌을 여기저기 얘기하고 싶어졌다.

건강한 일터와 현미밥 채식

현미밥 채식의 효과를 본 것은 나뿐만이 아니다. 내가 관리하고 있는 300여 명 규모의 사업장에서 전 직원을 대상으로 현미밥 채식에 대한 강의를 하였고, 그 중 몇몇 사람들은 현미밥에 채소를 많이 먹게 되면서(채식까지는 아니고) 혈압과 체중이 줄어드는 효과를 보기도 하였다. 이 사업장은 근로자들에게 점심과 저녁을 제공하고 있기 때문에 실제로 현미밥을 먹을 수 있는 기회는 아침이나 늦은 밤밖에 없음에도 분명한 효과를 보이는 사람들이 있는 것이다. 채식까지도 아니고 현미밥을 하루에 1~2번 정도 먹고 채소를 좀더 많이 먹기만 했을 뿐인데도 말이다.

그래서 난 사업장 보건관리자에게 직원들에게 백미밥과 100

퍼센트 현미밥을 동시에 제공하도록 제안하였다. 원할 경우 현미밥을 선택해서 먹을 수 있도록 하자는 것이었다. 회사에서 대부분 두 끼를 해결하기 때문에 그렇게 되면 꼭 현미밥을 먹어야 할 필요가 있는 사람들(즉, 혈압, 혈당, 혈중 지방, 간수치 등이 높은 사람들)에게 좀더 적극적으로 현미밥 채식을 권할 수 있었기 때문이다. 어떤 사람은 현미밥 채식을 실천하기 위해 오후 5시에 회사에서 먹는 밥을 일부러 조금만 먹고, 퇴근 후 9시 넘어서 집에서 다시 100퍼센트 현미밥과 브로콜리, 오이로 2차 저녁을 먹는 등 힘겹게 현미밥 채식을 실천하고 있었다. 덕분인지 현미밥 채식을 실천한 이 사람은 1달 사이에 체중이 2킬로그램 줄고, 혈압도 수축기 혈압이 20~30mmHg 떨어졌다. 수축기 혈압은 아직 130~140mmHg으로 안전한 수준은 아니지만 이런 노력이라면 조만간 더 큰 성과를 볼 수 있을 것이다.

이런 사례들이 알려지면서 근로자들의 관심도 높아지기 시작했다. 설문조사를 실시한 결과 276명 중 144명(52.2퍼센트)이 현미밥 채식에 적극적으로 참여하겠다고 응답을 하였고, 114명(41.3퍼센트)은 중간 정도 참여하겠다는 응답을 했다. 야간 근무 시 제공되는 간식도 90퍼센트 이상의 압도적인 찬성 속에 우유에서 두유로 바꿨다. 현미밥을 도입해 혈압이 낮아지고, 혈액검사결과도 좋아진다는 소문이 돌면서 백미밥을 100퍼센트 현미밥으로 전환해도 큰 무리가 없을 만한 상황이었다. 하지만 이 사업장에 현미밥 도입은 아직까지 진행 되지 않고 있다. 급식업체가 공급하는 현미 가격이 백미보다 50퍼센트 더 비싸기 때문이다. 급식업체는 백미 1킬로그램을 2,100원에 공급하면서 현미는 1킬로그램을 3,200원에 공급하고 있었다. 급식업체의 이런 불합리한 가격만 없어진다면 사업장에서의 고혈압, 당뇨, 고지혈증을 비롯한 순환기계 질환 및 대장암과 담석증 등의 질환은 현미밥을 통해 상당 부분 예방 및 치료 효과를 기대할 수 있다. 산업재해 보상을 받은 업무상 질병의 1~2위를 차지하는 업무상 뇌심혈관계 질환(과로사 포함) 관리에도 큰 도움을 받을 수 있는 것이다. 급식업체의 현미에 대한 이해할 수 없는 가격은 당장 교정되어야 한다. 건강한 일터를 위해! 국민 건강을 위해!

일터에서의 현미밥 채식은 일하는 사람들이 스스로 자신의 건강을 챙길 수 있는 능동적인 수단을 제공한다. 현미밥 채식을 통해 사람들은 자신이 먹는 음식이 건강과 매우 밀접한 연관이 있다는 것을 깨닫게 된다. 더불어 자신의 건강을 스스로 책임을 지게 만든다. 더 많은 사람들이 스스로의 건강에 책임 지고 관리하게 되면, 우리나라의 질병 양상도 변하게 될 것이다.

현미는 백미보다 싸야

   우리는 막연히 현미가 백미보다 비싸다고 생각하고 있다. 하지만 실제로 현미는 백미보다 더 싸야 정상이다. ICOOP생협 매장에서는 동일 생산지의 쌀을 백미와 현미 형태로 함께 판매하고 있었는데, 유기농 백미는 1킬로그램에 4,000원, 유기농 현미는 1킬로그램에 3,850원으로 현미가 더 싸다. 백미는 현미에서 속껍질과 씨눈이 제거된 쌀(중량 10퍼센트 내외 감소)이니, 동일 질량이라면 백미가 더 비싼 것이 당연하다.

   대형마트의 즉석 도정 코너에서는 동일한 질량에 동일한 가격을 받고 있다. 만약 실제 중량이 같다면 현미 가격을 백미에 비해 비싸게 받는 격이고(대략 10퍼센트 정도), 백미와 현미를 제 가격대로 받는 것이라면 백미의 중량을 실제보다 많게 표기한 것이 된다. 즉석 도정 코너에서는 현미를 백미로 도정할 경우 중량이 10퍼센트 정도 감소한다고 안내를 하고 있기 때문이다. 도정코너에 별도로 도정 시 백미의 중량이 줄어든다는 것을 안내하고 있다고 하더라도 현미와 동일한 가격을 받으면서 포장지에 현미보다 10퍼센트 더 적은 중량을 표기하지 않고 같은 중량을 표기하는 것은 여전히 잘못이다. 이 부분은 고칠 필요가 있다. 그래야 더 많은 사람들이 몸에 좋은 현미 소비를 늘릴 수 있기 때문이다.

현미밥 채식은 아이들에게도 매우 유익

현미밥 채식의 규칙은 매우 간단하다. 밥을 100퍼센트 현미로 먹고 고기, 계란, 우유, 생선 등 동물성 식품을 제외한 채소, 과일, 버섯류, 콩류, 견과류, 해조류를 골고루 먹기만 하면 된다. 이렇게만 먹으면 영양 불균형은 있을 수가 없다. 많은 사람들이 본인들은 이렇게 먹을 수 있지만 자녀들에 대해서는 다른 잣대를 가지고 있는 것 같다. 항상 이런 질문을 던진다.

"그런데, 애들은 어떤가요? 애들도 그렇게 먹어도 되나요?"

영양학적으로나 경험적으로나 아이들이 동물성 식품을 섭취하지 않는다고 문제될 것은 전혀 없다. 오히려 동물성 식품을 섭취할수록 문제가 생긴다. 서양 어린이들은 섭취하는 음식 중 동물성 식품의 비중이 높아 태어나면서부터 동맥경화가 시작된다. 서양 아이들의 혈관을 볼 수 있는 기회가 있다면 깜짝 놀라게 될 것이다. 혈관에 지방이 침착해 동맥경화가 진행하고 있기 때문이다. 우리 아이들의 혈관은 어떨까? 과연 이렇게 불필요한 지방을 선물할 필요가 있을까? 동물성 식품 섭취로 인한 과도한 지방 축적은 혈관질환 뿐만 아니라 다양한 암의 원인으로 작용하게 된다. 다시 한 번 강조하지만 아이들에게도 동물성 식품은 전혀 필요하지 않다. 그리고 아이들도 충분히 현미를 잘 소화할 수 있다. 온 가족이 함께 기분 좋게 현미밥 채식을 즐기는 것이 가장 좋다.

그래도 아이들과 함께 현미밥 채식을 하는 것에 대해 막연한 불안감이 있다면 '밥상머리 행복찾기'라는 인터넷카페에 가보기 바란다. 이 카페는 《생존의 밥상》, 《다시 쓰는 이유식》을 비롯해 채식과 육아와 관련한 많은 책을 쓴 김수현 선생이 만든 카페로 실제로 현미채식으로 아이들을 키우고 있는 엄마들의 생생한 경험담과 자주하는 질문들에 대한 대답, 채식 요리법들이 있다.

한편, 우리는 사회생활을 하다 보니 간혹 어쩔 수 없이 동물성 식품을 섭취하게 되는 경우도 있다. 그럴 때는 동물성 식품을 섭취한 것에 대해 너무 신경 쓰지 말고, 죄책감을 갖거나 불안해할 필요는 없다. 어쩌다 한 번은 그동안 현미밥 채식으로 단련된 우리 몸이 알아서 해결할 수 있다. 오히려 동물성 식품을 섭취한 것 보다 그것을 걱정하다 소화불량이나 다른 건강 이상이 발생할 수도 있기 때문이다. 피할 수 없으면 즐겨라! 그것이 정신 건강엔 더 도움이 된다. 하지만 어쩔 수 없이 동물성 식품을 먹게 되더라도 과하지 않는 것이 좋다. 고기나 회는 될 수 있으면 3~4점을 넘겨 먹지 않는 것이 좋다.

그리고 가는 식당마다 현미밥도 함께 준비해 달라는 요구를 적극적으로 할 필요가 있다. 그래야 밖에서도 현미밥을 즐길 수 있는 기회가 늘어나기 때문이다.

현미밥 채식은 우리 몸과 마음을 건강하게, 지구를 건강하게 만든다. 망설일 필요가 없다.

현미밥과 채식 위주 식사

2009년 우리나라 국민의 기대 수명은 80.5세로 1979년 68세보다 12년 더 늘어났다. 하지만, 많은 사람들은 병원신세를 지지 않고 80세까지 살 수 있는 사람은 행운이라고 생각한다. 실제로 진료실에서 상담을 하다보면 70대 어르신 중 꾸준히 병원을 다니면서 약물치료를 받지 않는 분들은 드문 편이다. 어떻게 하면 건강하게 살아갈 수 있을까? 적을 알고 나를 알면 백전백승이다. 주요 사망원인을 살펴보면 실마리를 찾을 수 있다.

사망원인 및 암 발생률의 변화 우리나라 국민의 절반은 암과 순환기계 질환(주로 심장 및 뇌혈관 질환)으로 사망한다. 하지만, 암을 각 장기별로 구분해서 순위를 따져보면 사망률 1위는 뇌혈관질환이고 2위는 심장혈관질환이다. 특히 허혈성 심장질환(혈관이 좁아지거나 막혀서 발생하는 심장질환)은 지난 10년 사이에 엄청난 속도로 증가하고 있다.

한편 암도 부위별로 보면 남성에서는 대장암과 전립선암, 여성에서는 유방암과 대장암이 지난 10년간 증가하였고, 나머지 암들은 감소 혹은 비슷한 발생률을 보였다. 이상에서 우리가 앞으로 더욱 예방에 힘써야 할 것들이 나온다. 혈관질환 및 암 그중에서도 대장암과 전립선암, 유방암 등이 그것이다.

혈관질환 및 암 발생의 원인 혈관질환의 원인은 동맥경화(죽상동맥경화증)에서부터 시작한다. 동맥경화는 혈관이 딱딱해지고, 좁아지는 상태를 뜻하는데, 가장 직접적으로는 지방 및 콜레스테롤의 과도한 체내 축적에 의해 발생하고, 고혈압과 당뇨병에 의해 더욱 악화된다. 하지만 고혈압과 당뇨병도 따지고 들어가면 동맥경화 및 과도한 지방축적이 원인이므로 근본적으로는 과도한 지방과 콜레스테롤 축적이 혈관질환의 원인이라 말할 수 있다. 혈압은 혈관이 딱딱해지고 좁아지면서 상승하고, 혈당은 지방으로 전환이 되면서 조절이 되는데, 체내에 지방이 너무 많으면 혈당이 조절되지(낮아지지) 못해 고혈당 상태가 지속되기 때문이다. 이러한 체내의 과도한 지방 축적은 주로 동물성 지방에 의해 발생한다. 고기, 계란, 우유, 생선 등의 동물성 식품들은 콜레스테롤이 많을 뿐만 아니라 콜레스테롤을 증가시키는 포화지방이 과도하게 많기 때문이다. 반면 식물성 식품은 콜레스테롤이 없고, 지방도 체내 콜레스테롤 증가와 관련이 적은 불포화지방이 대부분이다.

향후 우리나라에서 발생이 증가할 것으로 예상되는 암들의 원인을 살펴보면, 대장암은 동물성 식품 섭취 증가(과도한 지방 및 단백질 섭취) 및 식물성 식품 섭취 감소(식이섬유 및 항산화물질 섭취감소)와 직접적으로(80퍼센트 가량) 관련이 있고, 전립선암과 유방암도 지방 특히 동물성 지방과 관련하여 발생이 증가하는 것으로 알려져 있다. 최근 전립선 암 및 유방암 발생과 우유와의 관련성에 대한 연구결과가 많이 발표되고 있는데, 우유섭취가 성장인자(IGF-1) 농도를 높여 암세포의 성장을 촉진하는 것이 주요 기전으로 의심을 받고 있다.

혈관건강과 암 예방을 위한 식단 "우리 몸은 우리가 먹는 것에 의해 결정된다!" 건강도 질병도 모두 우리가 먹는 것에 의해 결정된다는 말이다. 전 세계의 지역별 질병 양상을 보면 더욱 잘 들어맞는 말이다.

동맥경화의 원인이 되는 고지혈증은 일부 유전적인 문제로 인한 경우를 제외하면 전적으로 과도한 지방(특히 동물성 지방) 및 콜레스테롤 섭취에 의해 발생한다. 때문에 혈관 건강을 원한다면, 지방과 콜레스테롤이 많은 음식을 피하고, 체내에 축적된 콜레스테롤을 제거해 주는 음식(현미 및 야채 등 식이섬유가 풍부한 음식)을 섭취하면 된다. 마찬가지로 암에 대한 걱정을 덜기 원한다면, 암 발생과 관련된 것들은 피하고, 암 예방에 도움이 되는 것들을 취하면 된다.

동물성 단백질 및 지방 섭취, 흡연, 음주, 기타 발암 물질 노출 등은 암이 성장하기 좋은 환경을 조성하고 야채, 과일, 콩류, 해조류, 현미(통곡물), 버섯류 등 항산화물질이 풍부한 음식물 섭취와 적절한 운동은 암세포의 발생 및 성장을 억제한다. 음식만 건강하게 골고루 잘 섭취해도 상당수의 암을 예방할 수 있다.

현미밥과 채식 위주 식생활 현미밥은 백미에 비해 식이섬유, 단백질, 지방(불포화지방), 비타민, 미네랄(칼슘, 철분 등)이 풍부하다. 때문에 백미밥 대신 현미밥을 먹는 것이 좋다.

동물성 식품에 많은 단백질은 하루에 40~45g 이외엔 모두 지방이나 탄수화물로 바뀌고, 질소 대사물을 발생시켜 이를 처리하는 데 간과 신장에 부담을 주게 된다. 또 단백질 섭취량에 비례해서 소변 내 칼슘 농도가 증가해 골다공증 및 요로결석의 위험이 증가한다. 단백질은 몸에 꼭 필요한 가장 중요한 영양소지만 결코 과도하게 섭취해서는 안 되는 영양분이다. 때문에 언제나 적정량을 섭취하는 것이 중요며, 그런 면에서 단백질과 지방이 과도하게 많은 동물성 식품을 많이 섭취하는 것은 건강에 결코 도움이 되지 않는다. 반면 현미를 비롯해 야채와 버섯, 콩류는 단백질 수준(5~10퍼센트 정도)이 적절해서 좀 과하게 먹어도 크게 탈이 나지 않고, 단백질 섭취량도 결코 모자라지 않는다. 또한 식물성 식품들에는 다양한 항산화물질이 풍부하게 있어서 혈관 건강은 물론, 암 예방 및 노화 방지에 도움이 된다. 식물성 식품들은 항산화 칵테일이다.

현미밥 채식! 전 세계 어느 곳을 가도 이보다 건강한 식단은 찾기 힘들 것이다.

육식은 인간의 몸 구조에 맞지 않는다

이철민 | 이치과의원 원장

●●● 육체적인 건강보다 마음의 안정, 고요한 정신 같은 정신적인 이유로 채식을 시작하게 됐다. 그는 20년 채식을 해보니 정신뿐만 아니라 육체도 건강해지는 것을 체험하고서, 이를 자신만 알고 있을 게 아니라 많은 사람들에게도 알리는 게 어떨까 하는 생각을 하게 됐다. 그는 분명히 육식은 사람의 건강에 많은 문제를 야기한다고 말한다. 육식은 암, 고혈압, 당뇨, 심장혈관질환, 신장질환 등 현대를 사는 사람들이 겪고 있는 많은 질병의 근본 원인을 제공하고 있다는 것이 그의 생각이다. 서울대학교 치과대학을 졸업하고 단국대학교 치의학 대학원 치과교정학 박사과정에 있다. 현재 강남에 이치과의원 원장으로 재직 중이다.

대부분의 육식동물들은 수면시간이 상당히 길고, 고칼로리의 육식을 한다. 그러나 육식동물들은 육식으로 인한 심장질환이나 혈관질환으로 고생하지 않는다. 육식동물들이 육식에 관련된 질환에 걸리지 않는 이유는 이들이 잡식 또는 초식 동물들과는 체내 소화구조가 완전히 다르기 때문이다.

동물들 중에 육식동물들의 혈중 콜레스테롤을 보면, 100mg/dl을 넘는 동물이 없다고 한다. 또한 육식동물은 부검을 통해 보아도 동맥경화 소견을 볼 수 없는데, 사람이 20세만 되어도 동맥경화의 초기병변을 보이는 것과 비교해 보면 확실히 다르다는 것을 알 수 있다. 육식동물은 초식동물에 비해 소화액이 열배나 강한 염산을 분비하고 소화기관도 몸 길이의 3배 밖에 되지 않을 정도로 짧다.

육식은 빨리 부패하기 때문에 몸 안에 오랫동안 머무를수록 피를 오염시킨다. 육식동물의 소화작용을 보면 위에서 완전하게 단백질을 분해하여 질소, 산소, 물 같은 원자 상태로까지 만든 후에 소장으로 넘긴다. 따라서 위액과 섞여 있는 음식물은 밖으로 꺼내 놓아도 부패하지 않는다. 이는 위액에 의하여 세균이 죽었기 때문이다. 음식물은 십이지장을 지나면서 소화액에 의하여 중화되어 소장으로 들어가는데, 이때부터 부패가 일어나기 시작한다.

식물성 음식은 소장에서 발효되지만 고기는 부패의 과정을 밟는다. 따라서 육류는 부패하기 전에 빨리 흡수되어야 하기 때문에 위에서 완전히 소화, 분해된 상태로 소장으로 넘어가야 한다.

그러나 채식동물은 위가 작고 단백 환원효소 또한 부족하기 때문에 위에서 고기를 소화시키기 어려운 구조를 가지고 있다.

인간의 소화과정을 본다면 육류를 먹으면 위에서 완전하게 소

화되지 않은 채 십이지장으로 가서 소장을 통과해 대장으로 가
는 긴 시간 동안 부패해 아민, 암모니아, 페놀, 유화수산, 인돌
같은 물질이 발생하게 되고, 이 성분들이 피에 섞이면서 병이 발
생하게 된다.

초식동물이 육식을 하면 어떤 영향을 받는가?

미국 뉴욕 마이모네데스 의료센터의 윌리엄 콜린스 박사는 연
구 실험 결과에서 '토끼에게 두 달 동안 매일 콜레스테롤 2g씩
투여하자 혈관벽에 놀랄 만큼 많은 지방이 쌓여 동맥경화증에
걸린다'는 사실을 밝혀냈다.

초식동물인 토끼에게 고기는 독(毒)이나 마찬가지였던 것이
다. 육식동물은 고기와 지방을 많이 포함한 먹이를 먹더라도 동
맥이 막히는 일은 없지만, 인간의 경우 동물성 고기와 지방은 혈
압을 높이고 동맥경화와 뇌혈관질환, 심장발작 등을 가져온다.

초식동물과 육식동물의 해부학적 차이

육식동물은 머리의 크기에 비하여 큰 입을 가지고 있다. 이것은 먹이를 꽉 물어, 죽이고 뜯어내는데 필요한 힘을 키우기 위한 확실한 이점이 있다. 포유 육식동물에서 턱관절의 형태는 간단한 힌지타입으로 되어 있고, 치아와 같은 면에 있다. 이러한 힌지타입의 턱관절은 매우 안정적이어서 위턱과 아래턱을 잇는 지렛대의 축으로서 작용한다. 그리고 육식동물의 턱을 움직이는 주요근육은 관자놀이 근육이다.

육식동물들의 아래턱 모서리는 작다. 이는 그곳에 붙은 근육이 중요한 기능을 하지 않기 때문이다. 또 아래턱은 앞뒤로 움직일 수 없으며 좌우로는 매우 좁은 범위로만 움직일 수 있다. 턱이 닫혔을 때는 칼날 모양의 측면 어금니가 서로 미끄러지는 모션을 취하는데 이는 고기의 뼈를 부수기 위해 매우 효과적인 것이다.

육식동물의 치아는 씹을 때, 육류의 힘줄에 걸리지 않기 위해 따로따로 떨어져 있다. 앞니는 짧고 예리하며 포크모양이고 먹이를 붙잡고 자르는데 쓰인다. 송곳니는 크게 돌출되었고 먹이를 관통하고 찢고 죽이기 위해 칼 모양을 하고 있다. 어금니는 가장자리가 톱니모양으로 된 평평한 삼각형모양으로 칼날과 같은 기능을 하기 위해서이다.

턱관절의 힌지타입의 접합점으로 인해, 육식동물이 턱을 닫았을 때는 옆의 이빨들이 앞뒤로 움직이는 모션을 하며 이는 한 쌍의 칼날처럼 부드럽게 음식물을 자른다. 육식동물의 타액(침)은 소화 효소를 가지고 있지 않다. 타액에 단백질 소화효소가 있을 경우 구강 내 조직을 소화시킬 위험이 있기 때문이다. 그렇기 때문에 음식을 타액으로 섞을 필요가 없고 빨리 먹으며 많이 씹지 않는다.

인간의 해부학적 특징

인간의 해부학적 특징은 육식동물보다 초식동물에게서 더 많이 나타난다. 인간은 초식동물의 특징인 잘 발달된 안면근육과 상대적으로 턱보다 작게 벌려지는 다육질의 입술, 그리고 두껍고 근육으로 된 혀를 가지고 있다. 입술은 음식을 입 안으로 넣는 작용을 하며 안면근육, 혀와 함께 음식을 씹는 것을 돕는다.

초식동물에서 턱관절은 치아의 위치보다 높은 위치에 있다. 이 위치의 접합점은 비록 육식동물의 힌지타입 접합점 보다는 덜 안정적이지만 더 활동적이며 식물음식을 씹는 다양한 모션

(전후, 좌우)을 취할 수 있다.

아래턱의 각은 교근과 측근이 부착되는 넓은 공간을 제공하기 위해 커졌다(이 근육들은 초식동물들에게는 씹는데 중요한 근육이다). 측두근은 매우 작고 중요한 기능을 하지 않는다. 교근과 측근은 아래턱을 잡아주고 턱을 양 옆으로 움직이게 한다. 따라서 초식동물의 아래턱은 음식을 먹을 때 확실한 좌우 모션을 할 수 있게 하고 이런 측면운동은 음식을 씹을 때 빻는 기능을 하므로 초식동물에게 필수적이다.

초식동물의 치열은 종에 따라 먹는 식물이 다르기 때문에 다양하기는 하지만, 치아구조는 공통점을 가지고 있다.

앞니는 넓고 평평한 삽 모양이다. 송곳니는 말(horses)에서처럼 작으며 돼지나 영장류처럼 돌출되어 있거나 아예 없으며 돌출된 것은 방어용으로 생각된다. 어금니는 일반적으로 사각형에 윗면은 음식을 갈기에 알맞도록 평평하며 음식을 씹을 때는 윗이와 아랫이는 수직으로는 서로 벗어나지 않고 수평으로만 벗어난다. 이는 음식을 뭉개고 으깨기에 적합하다. 어금니 표면의 특징은 그 종이 먹는 음식에 따라 다양한 모양이 있다.

초식동물의 치아는 딱 맞게 배열되어 있어 앞니는 음식을 자르는 기능을 하기가 좋고 위아래의 어금니는 평평한 모양을 하고 있어 으깨고 뭉개기에 좋다.

또한 근육으로 된 벽으로 둘러쌓인 듯한 구강구조는 먹을 때 많은 음식이 있을 수 있는 공간이 된다. 이러한 동물들은 혀와 볼의 근육을 이용하여 음식을 앞과 뒤로 옮기면서 꼼꼼하고 질서 있게 씹는다.

이러한 철저한 과정은 식물의 세포벽을 찢어 타액으로 섞어 소화되기 쉽게 만드는 과정이 된다. 초식동물의 타액은 탄수화물 소화효소를 가지고 있기 때문에 구강 내 저작운동은 중요하다. 초식동물은 이러한 저작운동이, 타액에 탄수화물 소화효소를 가지고 있기 때문에 소화의 초기 단계의 중요한 역할을 하는데 반해, 육식동물의 저작운동은 타액에 소화 효소를 가지고 있지 않기 때문에 음식을 분쇄하는 것 이외의 중요한 역할을 하지는 않는다.

위와 소장, 대장

초식동물과 육식동물의 확실한 차이는 위와 소장 등 소화 기관이다. 육식동물은 넓고 단순한 위를 가지고 있다. 위의 부피는 모든 소화기관 부피의 60~70퍼센트를 차지한다. 소장은 짧다. 약 몸 길이의 3~6 배 정도이다.

이렇게 육식 동물들은 위가 커서 먹이를 한 번 많이 먹은 후, 쉬면서 오랫동안 소화시키는데 잇점이 있다. 게다가 육식동물의 위는 염산을 분비하는 능력이 특별하다. 육식동물은 위 안의 pH를 1~2로 유지할 수 있다. 이것은 단백질의 분해를 도우며 위험한 세균들을 죽이는데 꼭 필요한 것이다.

대부분의 채소들은 육류보다 소화되기가 상대적으로 어렵기 때문에, 초식동물들은 육식동물보다 긴 그리고 정교하게 만들어진 내장을 가지고 있다(몸 길이의 약 10배 정도).

육식동물에게 대장은 간단하며 매우 짧다. 그것은 오직 소금과 물을 흡수하기 위한 목적으로 있기 때문이다. 육식동물의 대장은 짧으며 낭이 없고 근육은 장 벽의 전체에 있으며 모양은 원통모양을 하고 있다. 비록 박테리아들이 대장에 있기는 하지만 부패시키는 기능 외에 다른 큰 역할은 없다. 초식동물에서 대장은 물과 전해질의 흡수, 비타민 생산과 흡수와 식물섬유의 발효를 위해 고도로 특수화된 기관이다

육식 자체가 인간의 몸 구조와 맞지 않아

인간의 위장형태는 해부학적으로 초식동물의 특징을 가지고

있다. 인간의 타액은 아밀라아제라는 탄수화물 소화효소를 가지고 있다. 이 효소는 위에서 이루어지는 소화의 대부분을 책임진다. 식도는 좁아서 작게 잘려진 부드러운 음식물만을 넘기도록 되어 있고, 위는 육식동물에 비해 약한 산도를 가지고 있다(실험적으로 소화작용을 일으키는 음식을 먹으면 인간 위의 pH는 4~5정도이다).

위의 용적은 모든 소화기관의 총 용적의 21~27퍼센트이다. 인간의 소장은 길어 평균적으로 몸 길이의 10~11배 정도가 된다. 대장은 인간이 초식동물이라는 것을 명백히 증명한다. 팽창성이 있는 대장의 횡단면은 소장보다 넓고 길다. 인간의 대장은 물과 전해물질의 흡수를 담당하고 비타민 생산과 흡수를 담당한다. 물질대사의 발효와 흡수가 일어나는 부위가 대장이라는 것은 최근에 알려지기 시작했다.

결론적으로 인간의 소화기관 구조와 구강구조는 초식동물의 것과 거의 같다. 위와 같은 비교를 통해 인간의 소화기관은 채식 음식의 소화에 적합하다는 것을 알 수 있고, 육식으로 인한 인간의 질환은 고기의 오염에 의한 것이라기보다는, 육식 자체가 인간의 몸 구조와 맞지 않기 때문에 발생하는 것으로 생각된다.

고기를 먹으면 우리 몸에는 어떤 변화가 생길까?

정인권 | 새아침연합내과 원장

●●● 경북대학교 의과대학을 졸업하고 1990년부터 1992년까지 고신대학교 의과대학 심장내과학 교수로 재직했다. 간디 자서전과 칭하이 무상사가 지은 《즉각 깨닫는 열쇠》라는 책을 보고난 후 채식을 결심하게 됐다. 술과 일주일에 서너 번 정도 고기를 자주 먹었던 그였지만 5년 전부터 완전 채식을 실천하고 있다. 채식 이후 잔병치레를 거의 하지 않을 정도로 건강해진 그는 환자들에게도 적극 채식을 권해, 좋은 결과를 얻고 있다. 현재 울산에 있는 새아침연합내과 원장으로 일하고 있다.

학생들이 고기를 먹고 공부하게 되면 자꾸 졸게 되는데 피가 끈적해져 뇌로 가는 혈액순환이 원활치 않기 때문이다. 또한 지금의 아이들은 호두, 들깨, 콩, 녹색 채소에 있는 오메가3 지방산이 부족해 학습이 제대로 되지 않을 정도로 산만하고 집중력이 떨어진다. 대부분의 가공식품에는 트랜스지방을 함유하므로 아이들 두뇌의 정보처리 속도를 느리게 한다. 공부를 잘 하려면 정서 안정이 되어야 하고 집중력이 있어야 하는데, 동물성 식품은 이것을 방해하니 학부모들은 참고할 일이다. 정서 안정의 최고는 부모들의 사이가 좋은 것인데 육식을 하는 부모 또한 정서 안정이 안되 다투기가 쉬워지므로 육식을 하면서 자녀가 공부 잘하기를 기대하면 안 된다.

10세 미만 성인병 환자 2만 명이 의미하는 것

육식을 하면 피가 순조롭게 공급되지 않아 말체 조직에 피를 도달시키기 위해 심장은 혈액을 새차게 뿜게 되면서 힘들어 지게 된다. 이를 고혈압이라 하고 이 과정에서 혈관에 상처가 생기고 이 상처에 진득한게 들어붙어 쌓이게 되어 혈관이 막히고 터지게 되는 것이 협심증, 심근경색, 중풍이다. 요즘에 이런 병들로 치료 받는 10세 미만의 아이들이 2만 명 정도 된다고 하니 앞으로 이런 질병이 너무 많이 생겨 가히 재앙처럼 등장할 것을 예고하고 있어 큰일이다.

피가 끈적하면 우리 몸은 이런 병이 안 생기도록 몸의 물을 보존하려고 애를 쓰는데 오줌으로 나가는 물을 잡아당겨서 혈액을 덜 진하게 하려고 한다. 그러나 오줌은 농도가 진해져서 거품이 많고 냄새가 나고 탁하게 된다.

그 진한 소변을 장기적으로 방광이 담고 있으면 방광염이나 방광암의 소인이 될 수 있고 신장은 진한 소변을 자꾸 걸러야 하므로 신장결석을 조장하는 결과를 발생시킨다.

대장에서도 물을 흡수해서 혈액으로 돌려야 하므로 대변에 물기가 없고 딱딱한 변비를 만들고 잘 안 빠지고 오래 머물게 되어 두통 및 피로 등의 여러 증세를 유발한다. 대변이 작고 오래 머물러 생기는 병은 한두 가지가 아니다. 대장게실, 용종, 대장암, 치질, 하지정맥류 등을 발생시킨다.

혈관이 진하게 되면 혈관의 분지세포에서는 그 농도를 파악해 뇌로 전달하며 뇌는 우리 몸으로 하여금 물을 마시도록 하는 신호를 보내 물을 마시게 된다.

많이 먹고 짜게 먹게 되면 목이 타는 이유가 이것 때문이기도 하다. 물은 우리 몸을 살리기 위해 들어오지만 혈액양이 많아지므로 혈압을 높이고 비만의 결과를 초래하나 이런 이유로 물을 마시지 않으면 안 된다.

"청바지를 물에 빨면 때 국물이 흐르나 이것이 어찌 물 탓이라"

간에서는 혈액을 맑게 하려는 비상수단을 쓰게 된다.

LDL 이라는 지단백을 내어서 끈적한 것을 간으로 이동시키고

간세포에서는 이것을 간담즙으로 만들어 쓸개에 저장했다가 음
식이 들어오면 소화효소로 쓰게 되고 여분의 담즙은 음식물 중
섬유질과 결합하여 대변으로 제거 되는데, 음식 중에 섬유질이
안 들어 오게 되면 그 진한 것이 제거가 안 되고 담즙이 진할수
록 대변 냄새는 독하게 된다.

그 진한 담즙이 쓸개에서 더 농축돼 담석이란 돌이 형성되고
담낭벽을 자극하여 담낭염증과 담낭암을 일으키고 그 진한 담즙
이 대장으로 흘러 대장균과 결합하게 되면 대장암을 일으키게
된다.

담즙이 쓸개에 진하게 고여 있고 잘 빠지지 않으면 간에서도
쓸개로 그 진한 것을 이동시키기가 부담스러워 간에 채워놓게
된다. 이것이 지방간이다.

지방간이 되면 혈액 속에서 이동된 진한 것을 더 이상 받기가
곤란하므로 그것이 간으로 가는 것이 아니라 혈관 속을 파고들
게 되어 혈관이 좁아지는 동맥경화증을 유발하게 된다. 세포에
서도 삼투압 현상으로 물이 모자라 세포가 약하게 돼 조그마한
자극에도 변질이 일어나기 쉬운 환경이 된다. 마치 싱싱한 나무
는 물이 많아 부드럽고 튼튼하게 되나 물이 없으면 말라비틀어
져 조금만 건드리게 되면 바스라지는 것과 같은 이치다.

육식은 모든 병의 원인

또한 고기를 먹게 되면 몸에 지방이 많아지고, 지방은 여성호르몬인 에스트로젠을 생산해 유방암과 자궁암을 일으키는 중요한 원인이 된다. 또한 테스테론도 마찬가지로 전립선을 자극해 전립선 비대나 전립선암을 일으킨다,

실제로 유방암과 전립선암 환자에서 섬유질이 풍부한 채식을 시킨 그룹과 섬유질이 없는 고기를 준 대조군에서는 사망률과 암이 자라는 속도에서 크나큰 차이가 있다.

또한 세포 속에 지방이 쌓이면 당이 혈관 속에서 세포로 이동되는 문을 차단해 혈관에 당이 쌓이는 당뇨의 근본 원인이 된다.

고기는 또한 피를 산성화 시킨다. 그러면 뼈에서는 몸을 중화시켜 몸을 보호하기 위해서 칼슘이 나와야 하므로 골다공증에 주범이 되고, 혈액 속에 칼슘의 농도가 높으니 신장 결석 또한 유발하게 된다. 우유가 칼슘이 많아 골다공증에 도움이 되리라고 기대를 하면서 많이 권하고 있지만, 우유를 판매하는 낙농협회가 아닌 우유를 연구한 학자나 의사들은 그렇지 않다고 한다.

우유는 더 이상 친구가 아니라 적

미국의 소아과 협회장을 지내고 존스 홉킨스 병원의 소아과 과장인 프랭키 오스키는 우유에 관해 많은 논문을 발표한 의사이다. '우유는 칼슘이 흡수가 잘 안 되어서 골다공증에 도움이 되지 않을 뿐더러, 골다공증의 주범은 음식으로 먹는 칼슘의 양이 아니라 칼슘을 뼈에서 많이 빼는 요인들 때문이다.'고 한다.

동물성 단백질은 칼슘을 빼는 주된 범인이다. 실제로 칼슘을 많이 먹는 민족에서 오히려 골다공증이 많은 것을 학자들은 증명하고 있다.

우유는 더 이상 친구가 아니라 적이라고 생각해야 한다. 우유가 일으키는 질병은 아토피, 치질, 소아 당뇨병, 만성 변비, 여드름, 치아 부식, 크론병, 중이염, 심근경색, 전립선암, 유방암, 빈혈 등 여러 가지이다. 한마디로 우유는 액체로 된 고기라고 생각하면 틀림이 없다.

그 외에 고기는 면역세포의 기능을 떨어뜨려 여러 암의 원인이 되고 동물성 단백질은 신장과 간에 부담을 주게 되어 항시 피로함을 유발하고 그 외 여러 질환의 원인이 되니 백해무익이다.

살 좀 쉽게 뺍시다

비만을 겨냥한 시장은 넓고, 여러 방법이 제시되어 있지만 어느 것 하나 신통한 게 없다. '먹을 것을 줄여라.' 하지만 금새 요요현상이 기다리고 있고 병원에서는 식욕 억제제와 지방을 분해하는 주사와 지방 흡입술을 사용하면서 모두들 하나같이 비만과의 전쟁에서 승리를 약속하지만 거의 효과가 없다.

어떤 식이든 다이어트를 할 때 얼마나 살을 빼는가는 중요하지 않다. 고통스런 다이어트를 끝내는 순간부터 몸무게가 제자리로 돌아간다. 양심 있는 학자들은 확실한 방법을 제시한다. 체중조절에 중요한 것은 얼마나 먹느냐가 아니라 무엇을 먹느냐에 의해 결정된다는 것이다.

'체중 감량의 가장 중요한 열쇠는 음식의 종류를 바꾸는 것이다' 라는 것을 명심해야 한다. 살판나게 먹고도 비만을 걱정 안 해도 된다는 뜻이다.

우리 몸에는 체중 조절 시스템이 있다. 영양소가 알맞게 들어오면 그만 먹으라는 신호가 작동되며, 강제로 넣어도 더 이상 들어갈 수가 없게 되어 있다. 이 시스템을 들여다 보자.

소화 기관 안의 신경에 붙어 있는 화학 수용기는 우리 몸속에 들어오는 음식의 영양 밀도와 칼로리를 모니터해서 뇌의 시상하부에 정보를 보낸다. 또 위에는 음식의 양을 감지해서 포만 신호를 보내는 팽창 수용기가 있다. 만일 영양소가 충분하지 않는다면 뇌는 당신에게 음식을 더 먹으라고 신호를 보낼 것이며, 거꾸로 영양소와 섬유소를 충분히 섭취하면 몸은 생화학적으로 충만하게 되고 기계적으로 충분하게 되어 더 먹으려는 욕구는 무디어지게 된다.

지방과 설탕이 결합된 음식을 먹으면 어떻게 될까? 섬유소와 미네랄이 제거된 식품, 정제 가공 식품, 버터, 설탕, 밀가루가 결합된 지방이 있는 식품, 쿠키, 잼, 과일 주스, 도넛, 사탕, 스낵, 치즈버거, 튀긴 음식, 정크 푸드 등을 먹으면 혈당은 빠르고 과도하게 상승하게 되고 이것을 조절하기 위해 인슐린이 많이 분비된다. 과도하게 분비된 인슐린은 지방의 축적을 촉진하고 이 늘어난 체지방은 인슐린의 효과를 떨어트려 더 많은 인슐린을 분비한다.

마른 사람보다 살찐 사람이 2~5배 많은 인슐린을 분비한다. 이 높은 인슐린은 우리가 섭취한 칼로리를 지방으로 바꾸는 것을 촉진하고 결국 체중 증가를 부르는 악순환이 이어진다. 가공하지 않은 천연 식물성 식품이 아니고는 모두 과식하게 만들고 비만을 유발하게 되어 있다.

인간과 유인원은 모든 동물 중에서 유일하게 단맛을 알고 또 색을 구별할 수 있다고 한다. 즉 달콤한 것을 즐기는 능력을 갖고 태어났다. 미국의 소아과 의사 데이비드 A. 캐슬러는 《과식의 종말》이란 책에서 과식의 주범은 설탕, 지방, 소금이라 한다. 맛이 달고 기름을 쳐서 부드럽고 고소하게 하여 적절하게 간을 맞추면 이것들의 적절한 배합으로 마치 세계의 극을 향하는 나침반의 침처럼 끊임없이 더 먹지 않고는 배길 수 없도록 한다. 모든 가공 정제 식품, 정크 푸드는 이러한 요소를 모두 가지고 있어 우리들은 이것들을 이길 수가 없게 되어 있다.

살 빼기를 원한다면 가장 먼저 가공 식품부터 끊어라. 모든 연구 결과의 메시지는 분명하다. 몸무게가 많이 나갈수록 사망률도 높다. 과일, 통곡류, 견과류는 모든 섬유질과 미네랄, 비타민, 파이토케미컬로 화학 수용기와 팽창 수용기를 만족시키고 체중 증가의 걱정 없이 마음껏 음식을 즐길 수 있고 암이나 심장 질환, 만성퇴행성질환을 막아주는 유일무이한 길이라고 영양학계의 선구자와 권위자들은 이구동성으로 말하고 있음을 새겨 들어야 한다. 그들은 전례 없이 건강할 수 있는 길을 확실히 제공하고 있다.

《황제내경》이 밝힌
유일한 완전식품은 현미

하태요 | 백산한의원 원장

● ● ● 원광대학교 한의대를 졸업하고, 1989년부터 무위당 이원세 선생에게 《황제내경 소문》과 《의감중마》를 텍스트로 근본주의 한의학을 수학하고 동지들과 함께 '소문학회'를 창립하였다. 2007년 칭하이 무상사의 《즉각 깨닫는 열쇠》를 읽고 채식과 명상을 시작하고 다음해 입문한다. 입문 후 자신에게 지속되는 변화를 이해하고, 노모의 평생 고질병을 한약과 현미채식으로 치료하면서, 만성병과 난치병 치료에 분명한 식견을 갖게 된다.

그는 '채식은 보약이며, 채식의 꽃은 한약'이라는 생각으로 채식과 양생술을 지도하고 명상을 권하며 평생토록 양약을 먹는 것이 운명인 듯 살아가는 이들에게 약을 끊어 주는 일을 하고 있다.

천지대자연의 근본이 되는 생명 에너지를 천기(天氣)라고 한다. 천기는 음양(陰陽)과 오행(五行)으로 드러나며, 모든 존재는 천지간에 가득한 음양오행 기운에 근본하고 있다. 음양은 낮과 밤, 봄여름과 가을겨울 등에서 드러나며, 오행은 새벽과 오전, 오후와 밤, 그리고 봄, 여름, 가을, 겨울 등에서 알 수 있다.

사람의 음양오행 기운, 즉 사람의 생명력을 생기(生氣)라고 한다. 사람은 오장(五藏)이 중심이 되어, 호흡과 음식을 운용하여 생기를 생산하고 발현하여 천기와 통한다. 음식을 먹는 것은 음식물에 담겨 있는 음양오행의 기운을 취하여 천기와 연결되는 방법이다.

음식과 질병의 변천사

선사시대는 수렵과 채집 생활로만 알려져 있으나, 다양한 시대의 생활방식이 있었고 음식과 질병과 치료법도 큰 흐름의 변화가 있었다.

상고(上古) 시대

상고(上古) 시대 : 동물성 음식을 먹지 않았고, 병의 원인이 되는 나쁜 기운인 사기(邪氣)가 깊이 들어오지 못하였다. 그러므로 독약이나 침이 필요하지 않았고, 이정축유(移情祝由)로 간단히 치유되었다. 이정축유란 감정이나 마음을 움직여 생기의 변화를 유도해 치유하는 방법으로 현대에는 참회, 기도, 종교의식, 무속인의 굿에서 그 모습을 엿볼 수 있다.

중고(中古) 시대

동물성 음식을 먹지 않았다. 병이 들면 곡식을 달여 먹거나, 식물의 잎이나 가지로 치유하였다.

모세(暮世) 시대

이때부터 고기, 생선, 동물의 알, 짐승의 젖을 먹었고 병과 치료도 복잡해졌다. 사기가 깊이 들어오고, 먼저 생긴 병이 치유되기도 전에 또 다른 병이 들어와 병이 겹치게 된다. 독약과 침, 폄석(나쁜피나 고름을 빼내고 유착된 조직을 절개하는 식의 치료법), 뜸으로 치료한다.

식물성 음식의 특성

식물은 아주 겸손한 존재이다

식물은 자의식이 아주 낮고 겸손하여 햇볕과 물, 공기만으로 자신과 주변을 풍성하게 한다. 때가 되면 열매가 익고 저절로 땅에 떨어진다. 그리고 사람이 적당한 시기에 줄기나 잎을 따내면 생명에 지장을 받지 않으며, 오히려 더 많은 잎과 줄기를 낸다. 그리고 동물이 열매를 먹고 배설하면, 발아하여 번식지를 넓혀

가기도 한다.

때문에 사람이 식물을 먹어도, 자의식이 뚜렷한 동물성 음식을 먹을 때 받게 되는 심리적 부담이 없다. 식물성 음식은 사람에게 완전한 헌신으로 봉사한다.

건강한 송아지를 보면 사랑스럽고, 잘 익은 사과는 먹음직하다. 이것이 자연의 이치이다.

다양한 색과 맛, 향을 갖추고 있다

자연의 이치는 신비하고 단순 명확하다. 색, 맛, 향, 모양과 생태를 관찰하면 어떤 기운을 많이 받았는지 그리고 우리 몸 어디에 더 작용하는지 알 수 있다.

예를 들면 청색을 띠거나 신맛이 나거나 누린내가 나면 봄의 기운을 많이 가진 것이다. 그러므로 이런 음식이나 약은 간(肝)과 쓸개, 근육, 힘줄, 신경과 혈관의 미세조직, 눈, 손발톱 등에 주로 작용한다.

이처럼 식물은 다양한 색과 맛, 향의 형태로 음양오행의 기운을 담고 있기 때문에 우리는 식물성 음식으로 음양오행의 기운을 온전히 취할 수 있다.

오색(五色)과 오미(五味)의 다양한 조합으로 존재한다

식물은 색과 맛, 향의 다양한 조합으로 존재한다. 청색이라고 말하지만 단순한 청색이 아니라 다양한 색의 조합이다. 신맛이지만 단순한 신맛이 아니라 아주 다양한 맛의 조합이다. 그리고 색은 푸른데, 맛은 시지 않고 달고 향은 누리지 않고 비릿한 식이다. 따라서 수많은 생리활성물질과 에너지를 두루 갖추고 있다.

최근 과학자들에 의해 새로운 비타민, 항산화물질, 항암성분 등이 계속 발견되고 있고, 토마토에는 이미 알려진 것만도 5만여 종의 파이토케미칼(phytochemical)이 있다고 한다. 그리고 특정 성분을 분리하거나 합성하여 먹으면 효과가 더 좋을 것이라는 기대가 있었으나, 결과는 효과가 없거나 오히려 수명이 짧아지게 된다.

음양오행의 지혜로 식물성 음식을 섭취하면 건강하고 병 없이 장수할 수 있다. 이것이 자연의 섭리이다.

식물은 줄기와 가지로 되어 있다

식물의 구조는 줄기와 가지, 뿌리가 아주 발달되어 있다. 이렇게 섬유질이 많은 구조는 동방 청색인 봄기운의 발현 때문이다. 이런 봄기운은 기혈의 소통을 촉진하고, 대변과 소변으로 독소와 찌꺼기를 원활히 배설하게 한다. 그러므로 식물성 음식을 먹으면 만성병과 난치병에 쉽게 걸리지 않으며 동맥경화, 심장병, 당뇨병, 암, 노화를 막을 수 있고 젊고 건강하게 살 수 있다.

식이섬유는 장내 미생물의 주요 먹이이다

우리는 몸을 구성하고 있는 세포보다 훨씬 더 많은 수의 미생물과 공생하고 있다. 이 미생물들은 주로 대장에서 음식물 찌꺼기를 먹이로 살아가며, 특히 소화액에 의해 분해되지 않는 식물 성분인 섬유질을 먹이로 비타민을 비롯한 여러 가지 유익한 물질을 생산하여, 인체에 기여하는 신비한 존재라는 사실이 밝혀지고 있다. 완전채식을 하게 되면, 결국 식물성 먹이만으로 살아가는 미생물과 공생하게 되고, 우리 몸은 정화되고 큰 변화를 맞게 된다.

동물성 음식의 문제점

동물은 자의식이 뚜렷하다

동물은 자의식이 아주 뚜렷하다. 때문에 죽은 것을 먹는다 하더라도 먹는 사람은 심리적 부담이 있기 마련이다. 때문에 고기

아닌 것 같이 만들기 위하여 양념을 가하고 익히는 등의 요리를 하여 냄새와 색깔, 모양을 바꾸어 먹는다.

동물성 음식이 체내에 들어오면, 내가 아닌 다른 이의 에너지가 들어온 것이므로 나의 정기신(精氣神)이 영향을 받게 된다. 때문에 감정이 안정적으로 발현되기 어려워, 우울하거나 충동적이 되기 쉽고 정신적, 정서적 압박에 더 시달리게 된다.

예수, 공자, 석가모니 같은 성인들은 채식을 했고, 제자들에게도 채식을 권한 이유가 여기에 있다고 생각한다. 입적하신 법정 스님도 "육식하는 사람들은 고기를 먹을 때 고기의 맛과 더불어 그 짐승의 업까지도 함께 먹는다는 사실을 기억해야 한다. 그 짐승의 버릇과 체질과 질병, 그리고 그 짐승이 사육자들에 의해 비정하게 다루어 질 때의 억울함과 분노와, 살해될 때의 고통과 원한까지도 함께 먹지 않을 수 없다"고 했다.

동물성 음식은 기미(氣味)가 편중되어 있다

동물성 음식은 식물성 음식과는 달리, 대부분 적색과 백색이며 황색은 드물게 있을 뿐이며, 흑색과 청색은 지극히 부족하다. 단맛과 짠맛에 치우쳐 있고, 비린내가 아주 강하다. 따라서 인체에 필요한 기운과 영양이 부족하고 일부 영양물질은 과다하다. 따라서 동물성 음식을 먹게 되면 어혈(瘀血, 생리기능을 하지 못하는 피, 혈관을 막는 피떡이나, 미세한 말초혈관의 순환장애를 초래하는 혈액도 해당된다. 흔히 나쁜피라고 부른다)과 습담(濕痰, 어혈은 아니나 생리작용을 방해하는 비정상적인 진액)이 조장되어, 기혈의 순환이 막히고 염증이 생기기 쉬운 상태가 되며, 생리기능이 저하되어 빠르게 늙는다.

동물성 음식을 먹으면 병들게 된다

평범하고 깨끗한 동물성 음식이라도 장기간 먹으면 인체는 병들게 된다.

바다 생선을 먹으면 열이 안에 갇히게 되어, 진액이 마르고 장부의 기능이 점차 쇠약해진다. 고기와 계란을 먹으면 비만하게 되고, 짐승의 젖을 먹으면 오장이 냉해져 대사작용이 약해진다. 민물 생선을 먹으면 관절, 근육, 신경의 장애가 생긴다.

독성물질의 농축과 슈퍼박테리아의 출현

현대는 아주 특별한 시대이다. 인류가 한 번도 경험해보지 못한 인조화학물질이 1년에 수천 종씩 인간과 자연 생태계에 쏟아져 나온다. 거기에는 다이옥신, 농약, 방사능 물질도 포함되어 있다. 이러한 화학물질이 사람에게 어떤 영향을 주는지 밝혀진 것은 극히 일부에 불과하며 그것도 단기적인 결과일 뿐이다. 더

구나 이런 물질들이 인체에서 상호작용할 때의 결과는 더더욱 모르는 실정이다.

동물성 음식을 먹는 것은 이런 인조화학물질을 먹이사슬을 거쳐 농축시켜 먹는 결과가 된다. 최근 해양생태학자의 보고에 따르면, 캘리포니아 연안에 살고 있는 돌고래의 첫배 영아 사망률이 69퍼센트라고 한다. 원인은 어미가 먹은 먹이를 통해 지방 조직에 농축되어 있던 다이옥신이 모유를 통해 새끼에게 건너가기 때문으로 밝혀졌다.

그리고 가축사육 과정에서 남용되는 항생제로 인한 항생제 내성 병원균(슈퍼박테리아)의 출현은 이미 큰 위험이 되었다.

동물성 음식이 지구온난화 원인의 80퍼센트를 제공한다

지구온난화 방지 정책에 있어, 화석연료를 대체할 새로운 기술의 진전에 필요한 시간을 향후 20년이라고 산정할 때, 인류의 노력은 지구의 운명을 결정할 향후 20년 동안의 온난화 물질에 집중되어야 한다.

이러한 단기적인 관점에서 볼 때 최우선 순위가 되는 것은 이산화탄소가 아니다. 이산화탄소보다 수십, 수백 배 온난화효과를 내는 것은 메탄가스와 아산화질소, 숯검댕이 등이며, 이런 물질의 발생은 인류가 동물성 음식을 먹는 것과 직접적으로 관련

되어있다.

　가축 사육을 위해 산림을 목초지와 사료생산을 위한 농지로 전환하는 과정에서 매일 여의도 면적의 열대림이 불타면서 엄청난 숯검댕이와 이산화탄소를 배출한다. 그리고 가축이 배출하는 가스와 분뇨에서 메탄가스와 아산화질소가 다량 발생한다. 그리고 가공, 운반, 요리, 그리고 동물성 음식을 먹은 뒤에 발생하는 위해효과까지 계산할 때 그 영향은 매우 엄청나다. 과학자들의 최근의 연구 결과에 의하면, 지구온난화 원인은 최소 51퍼센트에서 80퍼센트가 육식 때문이라고 한다.

동물성 음식을 먹지 않으면 구제역, 조류독감, 돼지독감, 죽음의 해역도 없다

　구제역으로 수많은 동물을 산채로 땅에 묻는 짓, 조류독감이나 돼지독감으로 많은 사람이 죽고, 산소부족으로 바다 생물이 모두 죽어 버리는 죽음의 해역, 이 모든 것은 인간이 동물성 음식을 먹기 때문에 일어나는 현상이다. 오해에서 비롯된 잘못된 식습관이 수없이 많은 생명을 빼앗고 지구를 황폐화 시킨다.

곡류와 과일, 채소를 먹으면 병 없이 장수할 수 있다

밥이 보약이라는 말이 있다. 제대로 된 음식은 보약과 다름없다는 뜻으로 식약동원(食藥同原)이라는, 음식과 약에 대한 한의학적 인식이 잘 표현된 속담이다.

곡류가 중요하다

통곡, 특히 현미가 주식이 되면 좋다. 《황제내경》에서 유일하게 완전식품이라고 언급된 것이 현미이다. 현미는 음양오행의 기운을 조화롭게 갖추고 있어 누구에게나 주식이 될 수 있다.

다른 곡류도 통곡으로 먹으면 좋고, 제철에는 더 바람직하다. 경우에 따라 약처럼 쓸 수도 있다. 그리고 콩 발효식품인 장류는 해독작용이 뛰어나며, 비타민 B12의 공급원이 된다. 비타민 B12는 토양오염과 도시생활로 부족해지기 쉬운 영양물질로 알려져 있다.

참깨도 필요하다

참깨, 들깨, 호박씨, 해바라기씨 등을 먹자.

특히 참깨와 들깨는 자주 약으로 쓰일 정도로 풍부한 영양물질과 다양한 약리작용이 있다.

과일과 열매채소를 먹자

제철에 나는 여러 종류의 과일과 열매채소를 먹자.

과일의 즙에 깨나 호박씨, 그리고 잣이나 호두 같은 견과류를 갈아서 혼합하고, 된장이나 죽염으로 간을 맞추고 매실즙을 조금 넣으면 다양하게 활용할 수 있는 훌륭한 소스가 된다.

채소를 먹자

다양한 색과 맛과 향이 나는 잎이나 줄기, 뿌리채소를 먹자. 특히 푸른색 잎채소를 많이 먹자. 채소는 바다에서도 난다.

유기농으로 재배한 제대로 된 채소는 생으로 먹는 것도 아주 좋다.

나는 왜 채식을 권하는가?

황성수 | 대구의료원 신경외과 과장

● ● ● 경북대학교 의과대학을 졸업하고 경북대학교 병원에서 신경외과 전문의 자격을 취득했으며, 현재 대구의료원 제1신경외과 과장으로 근무하고 있다. 평범한 의사의 길을 가던 그는 자신을 찾는 환자들 10명 중 아홉 명이 식단에 문제가 있다는 사실을 발견하고, 자신은 물론 병원을 찾는 환자들에게도 현미밥채식을 하게 했다. 많은 사람들이 현미밥채식을 실천하여 병으로부터 자유로워지는 것이 그가 바라는 가장 큰 소망이다. 저서로는 《현미밥채식》《곰탕이 건강을 말아 먹는다》《고혈압, 약을 끊고 밥을 바꿔라》 등이 있다.

나는 19년 전부터 완전채식만 하고 있다. 모든 종류의 동물성 식품을 입에도 대지 않는다. 먹는 것은 식물성 식품뿐이다. 현미밥, 몇 가지의 채소 반찬, 과일만 먹는다. 이렇게 한 후 몸도 마음도 달라졌다. 그리고 세상을 보는 눈이 바뀌었다.

나는 환자들에게 현미밥채식을 권하고 있다. 실제 많은 환자들은 병이 나았다.

오랫 동안 여러 종류의 고혈압약을 써 오던 사람이 모든 약을 끊고도 거의 정상 혈압을 유지하게 된 경우도 많다. 약을 끊으면 죽는 줄 알았는데 그런 두려움으로부터 해방된 감격에 겨워 울먹이는 환자들도 있었다. 고혈압약은 평생 먹어야 한다는 말이 사실이 아닌 것을 비로소 알게 되었다는 사람들도 적지 않았다.

여러 해 동안 당뇨병약을 먹어왔던 사람들이 불과 몇 주만에 약을 끊고도 거의 정상 수치를 보이는 것을 수없이 보았다. 심지어는 인슐린 주사를 맞고 있거나 인슐린 펌프를 착용하고 있던 사람도 1~2주만에 주사를 맞지 않고도 그리 높지 않은 수치로 유지되는 것을 보았다. 어떤 이들은 당뇨병으로 인한 말초신경염으로 손발이 저려 잠을 이루기가 어렵고 걷기조차 힘들었는데 그게 좋아졌다며 환호성을 지르기도 했다. 당뇨병성 망막증으로 잔글씨가 안 보였는데 글이 눈에 들어오기 시작했다며 좋아한 이들도 있었다.

협심증으로 조금만 걸어도 가슴이 조여와 자주 쉴 수 밖에 없었던 환자가 한두 시간은 가볍게 걸을 수 있고 8층 계단을 걸어 올라가도 가슴 통증을 모르게 되었다며 입을 다물지 못한 경험도 했다. 심지어는 조깅을 해도 괜찮다며 새로운 삶을 살게 되었다고 자랑하는 이들도 있었다.

모든 동물성 식품을 완전히 끊고 현미밥채식만 하면 군살은 자신도 모르게 빠진다. 조금 열심히 하면 한 달에 6킬로그램 빼는 것은 별로 어렵지 않다. 그렇다고 힘이 없어 활동을 못한다는 등의 문제가 생기는 것도 아니다. 기분 좋게 군살이 빠진다. 그리고 다시 살이 찌는 일은 별로 없다. 비만으로 무릎관절염이 심해 걷기가 무척 힘들었던 70대 여성이 관절 수술할 날을 받아놓고 현미밥채식을 했더니 통증이 사라져 수술을 취소하기도 했다.

콜레스테롤과 중성지방이 높은 과지혈증은 완전채식만 하면 어렵지 않게 해결된다. 현미밥채식이 피를 맑게 해주기 때문이다.

엄지발가락이 몹시 아팠던 통풍환자들에게 모든 동물성 식품을 완전히 끊게 했더니 부기가 내리고 통증이 사라졌다. 물론 요산이라는 피 검사 수치도 좋아졌다. 이렇게 되는데는 불과 2~3주 밖에 걸리지 않았다.

20여 년간 천식약을 먹고 있던 70대 남성 고혈압 환자가 고혈압을 치료하기 위해 현미밥채식을 했는데 기대하지 않았던 천식이 낫는 것을 목격하기도 했다. 천식뿐만 아니라 아토피성 피부염도 현미밥채식을 하면 어렵지 않게 낫는다. 물론 알레르기성 비염도 좋아진다.

만성신부전증은 현대의학적 치료로는 낫지 않는 병으로 알려져 있다. 한번 나빠진 콩팥은 다시 좋아지는 일은 일어나지 않는다고 한다. 의사들은 현미밥을 먹지 말고 채소는 조금만 먹든지 아니면 삶아서 물을 버리고 건더기만 조금 먹어야 한다고 말한다. 그리고 과일은 최소한으로 먹으라고 주문한다. 또 동물성 식품은 많이는 먹지 말고 그렇다고 전혀 안 먹으면 안 된다고 가르친다. 그러나 이와 반대로 하면 만성신부전이 낫는다. 모든 종류의 동물성 식품을 완전히 끊고 현미밥, 채소 반찬, 과일만 먹으면 대부분 좋아진다. 혈액 투석을 위해 손목에 혈관 수술(동정맥문합)을 한 환자가 낫는 것도 보았다.

40년 동안 변비로 고생하던 사람이 불과 3일간 현미밥채식을 해서 효과를 본 사례도 있다. 아침마다 쾌변을 보면서 기분 좋게 하루를 시작한다고 한다.

수십 년간 만성두통으로 고생했던 사람이 완전채식을 했더니 언제 사라졌는지도 모르게 두통으로부터 해방된 경우도 보았다. 어떤 이들은 무좀이 없어졌다고 좋아하기도 한다. 무좀곰팡이가 좋아하는 성분이 땀에서 없어졌기 때문인데 그게 바로 동물성 식품이 분해되어 생기는 것이다.

사람은 혼자가 아니라 더불어 살아가야 한다. 그러기 위해서는 이웃의 형편을 돌아봐야 한다. 자신을 넘어 인류애로 관심이 확대되어야 한다. 그래야 품격 높은 삶이 되기 때문이다.

동물성 식품을 먹는 사람이 많아지면 그만큼 굶주리는 사람이 늘어날 수밖에 없다. 왜냐하면 동물을 키우기 위해서는 곡식이 필요하기 때문이다. 열 사람이 먹을 곡식으로 소, 돼지, 닭을 길러 먹으면 한 사람의 먹을거리밖에 되지 않는다. 자신이 고기를 먹으면 아홉 사람이 굶게 된다. 이 지구에는 매일 4만여 명이 굶어 죽고 있다. 이런 이들을 생각하면 고기를 먹을 수 없게 된다.

완전채식을 하면 축산이나 양어(양식)로 인한 수질오염도 완전히 없앨 수 있다. 기후 온난화물질인 이산화탄소도 대폭 감소시킬 수 있다. 지구의 미래를 생각한다면 동물성 식품을 먹을 수가 없다.

인간은 평등을 희구한다. 먹는 것에도 공평해야 한다. 불공평하면 사회가 불안해진다. 모든 사람이 채식을 하면 공평해질 수는 있으나 육식을 하면서 공평해지기는 불가능하다. 그렇게 많은 고기를 생산해 낼 수 있는 사료가 없기 때문이다.

동물성 식품을 먹지 말아야 할 이유는 명백하다. 자신을 위해, 이웃을 위해, 그리고 지구를 위해서다.

전국 채식식당 리스트

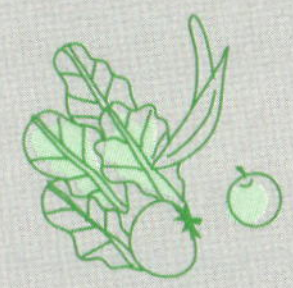

식당 사정에 따라 영업시간과 가격 등의 변동사항이 있을 수 있으므로

자주 가지 않으신 곳은 미리 전화로 확인 바랍니다.

채식전문식당일 경우, 채식전문(비건채식, 사찰음식, 청구채식)으로

일부 채식식당일 경우, 채식지원으로 표기했습니다.

채식전문식당은 상호명 앞에 *을 표시했습니다.

::: 채식의 유형

자료제공 : 한울벗채식나라(www.hanulvut.com)

세미채식(조류채식)
네발가진 동물은 피하지만 아직 닭이나 칠면조 등 조류를 허용하는 경우

비건채식(순수채식)
유제품을 포함해 일체의 동물성을 배제하고 순 식물성만 섭취하는 경우

페스코채식(생선채식)
조류나 가금류도 먹지 않지만 아직 생선이나 해물 등은 허용하는 경우

프룻채식
식물이 살아가는 근간이 되는 뿌리나 줄기를 먹지 않고 열매, 잎, 곡식으로 채식을 하는 경우

락토오보채식(유란채식)
조류나 생선해물도 안 먹지만 달걀, 우유류까지는 허용하는 경우

생채식
채식을 하되 익힌 것이나 가열한 것을 먹지 않고 생 것으로 먹는 경우

락토채식(우유채식)
모든 동물성은 섭취하지 않지만 우유나 유제품은 허용하는 경우

청구(淸口)채식
채식을 하되 파(양파), 마늘, 달래, 부추, 흥거 등의 오신채를 피하는 경우

*감로당 채식식당_ 채식전문(사찰음식)
02-3210-3397, 종로구 통의동 35-106

계동마나님_ 채식지원
02-3675-8688, 종로구 안국동 17-1

*뉴스타트 채식레스토랑뷔페_ 채식전문
02-565-4324, 강남구 대치동 897-13 남곡
빌딩 2층

뉘조 야생초 전문점_ 채식지원
02-730-9301, 종로구 관훈동 84-13

다경_ 채식지원
02-508-5901, 강남구 대치동 922-2 2층
주문식(사찰음식, 오신채 제외 가능, 일부 육류
메뉴 취급)

들풀_ 채식지원
02-745-9383, 종로구 명륜동4가 71-1
02-720-4323, 종로구 청운동 69
031-585-4322, 경기도 가평군 설악면 창의리
420-6

*러빙헛 개포SM점_ 채식전문(비건채식, 청구채식)
02-576-9637, 강남구 포이동 229-10 삼호
물산앞

*러빙헛 신촌점_ 채식전문(비건채식, 청구채식)
02-333-8087~8, 서대문구 창천동 33-10호
1층

*러빙헛 아차산점_ 채식전문(비건채식, 청구채식)
02-453-2112, 광진구 구의2동 53-10번지

*러빙헛 어니스트점_ 채식전문(비건채식)
02-795-2111, 용산구 이태원동 118-62 2층

*러빙헛 서울 한남점_ 채식전문(비건채식)
02-3217-2153, 용산구 한남동 657-92 2층

러빙헛 카페 양재점_ 채식카페
02-576-2158, 강남구 개포동 1218-16
차와 음료, 아이스크림, 빵, 비건물품 판매

만리장성_ 채식지원
02-738-3636, 조계사 건너편 정류장앞

*바루_ 채식전문(사찰음식)
02-2031-2081, 서울 조계사 맞은편 템플스테
이통합정보센터 건물 5층
사찰음식연구가인 대안스님이 책임자

보리울_ 채식지원
02-745-8658, 종로구 명륜동4가 147-1

비비고 광화문점_ 채식지원
02-730-7423, 종로구 신문로 1가 오피시아빌딩

*사랑분식_ 채식전문(비건채식)
02-577-4012, 강남구 개포동 1230-5

산에나물_ 채식지원
02-732-2542, 종로구 팔판동 35-1 백월빌딩
2층

산채마루_ 채식지원
02-412-3993

산채 서울대점_ 채식지원
02-888-1643, 서울시 관악구 봉천4동 865-1

*산촌_ 채식전문(사찰음식)
02-735-0312, 종로구 관훈동 14

서울대학교 채식식당
서울대 제 2식당(74동) 2층

수와래(스파게티전문점)_ 채식지원
02-739-2122

시천주_ 채식지원
02-732-0276, 종로구 관훈동 118-27

신동양 중화요리식당_ 채식지원(전 메뉴지원,
청구채식 가능)
02-782-1754, 5호선 전철 여의도역 5번 출구
여의도종합상가건물 5층
채식으로 주문 시 모든 중화요리를 채식으로
제공함.

*아승지(阿僧祗)_ 채식전문(사찰요리)
02-836-8442, 영등포구 신길동 223-17

에코밥상_ 채식지원
02-736-9136, 종로구 적선동 94번지 후(厚)
빌딩 2층

＊오세계향_ 채식전문(비건채식, 청구채식)
02-735-7171, 종로구 관훈동 59

온마을 두부전문점_ 채식지원
02-738-4231, 종로구 삼청동 123

위푸드케어스_ 채식지원
02-517-3759, 강남구 신사동 616-6 아고빌
딩2층

자금성_ 채식지원
02-318-1133~4, 중구 명동2가 51-8

＊적수방(滴水房)_ 채식전문(대만식사찰음식)
02-2276-0993, 중구 장충동2가 188-6

정미소(井米所)_ 채식지원
02-337-3276, 마포구 합정동 371-5 DMI빌
딩 1층

진리루(중화요리집)_ 채식지원
02-2215-6636, 동대문구 휘경2동 255-19

청미래 자연식뷔페식당 고척점_ 채식지원
02-2681-0567, 구로구 고척동 38-8

청미래 자연식뷔페 잠실점_ 채식지원
02-422-0567, 송파구 삼전동 22-2 레이크
타워 B1

＊채근담_ 채식전문(사찰음식)
02-555-9173, 강남구 대치동 983 일동빌딩
별관

초록뜰_ 채식지원
02-2213-1878, 동대문구 휘경2동 276-57

풀향기_ 채식지원
02-2265-1320, 중구 장충동2가 193-5
02-325-3075, 서대문구 연희동 132-50 연
희동점
02-794-8007, 용산구 한남동 726-54 한남
동점
www.pulhyanggi.co.kr

＊한과채 채식뷔페_ 채식전문
02-720-2802, 종로구 관훈동30-9 청아빌딩
지하

＊효소원 청국장건강식_ 채식전문(비건채식)
02-582-1820, 서초구 방배동 481번지

현미뷔페건강 자연식 식당_ 채식지원
02-463-0406, 성동구 성수2가1동 300-66

＊휘경동 춘천막국수_ 채식전문(비건채식)
02-22515-0901, 회기역 2번 출구로 위생병
원 입구 옆 골목으로 100미터 안쪽

홍대중국요리 초마_ 채식지원
070-7661-8963, 마포구 서교동 407-18 2층

카페&브런치 So True_ 채식지원
02-549-7200, 강남구 삼성동 50-6

카페 마노_ 채식지원
02-747-8457, 종로구 명륜3가 134-2

두부 퓨전요리 콩나무숲_ 채식지원
02-582-5466, 서초구 서초동 1328-11 대우
도씨에빛II 지하 109호

고향정보리밥뷔페_ 채식지원
02-455-0180, 광진구 광장동 571-1

서울 지역 인도 및 외국 음식점

강가_ 채식지원
02-3444-3610, 강남구 신사동 610-5 구정
빌딩 2층

뉴델리_ 채식지원
02-745-6900, 종로구 명륜동 2가 21-9 토가
빌딩 2층

달(인도음식점)_ 채식지원
02-736-4627, 종로구 소격동 144-2 아트선
재센터 1층

부카라(인도음식점)_ 채식지원
02-545-9889, 강남구 신사동 631-34

와즈완(인도음식점)_ 채식지원
02-798-1253, 이태원 이슬람사원 맞은 편

옴레스토랑(인도네팔음식점)_ 채식지원
02-730-8848, 종로구 삼청동 125-1 대화빌
딩 2층

타지(인도음식점)_ 채식지원
02-776-3463, 중구 명동1가 1-3

카레타운(크리시나 인도레스토랑)_ 채식지원
02-416-8117, 송파구청 건너편 대우유토피아 오피스텔 지하1층

경기/인천

＊산들바람_ 채식전문
032-502-0633, 인천광역시 부평구 산곡3동 47-34

점봉산식당_ 채식지원
032-833-4115, 인천광역시 연수구 동춘동 803-2

＊산촌_ 채식전문(사찰음식)
031-969-9865, 경기도 고양시 덕양구 벽제동 582-1

산채촌_ 채식지원
031-911-4387, 경기도 고양시 일산 서구 대화동 2275

강산에산채나물부페_ 채식지원
031-965-3652, 경기도 고양시 덕양구 화정동 화정역 3번 출구 앞 새롬프라자 8층

쥐눈이콩마을_ 채식지원
031-965-5990, 경기도 고양시 덕양구 원당동 295

＊소울푸드_ 채식전문(비건채식)
031-521-7092, 경기도 남양주시 와부읍 덕소리 251-4 동부프라자1층

향촌_ 채식지원
031-528-0830, 경기도 남양주시 별내면 광전리 182-6

뜰안채 채식뷔페_ 채식지원
031-291-5879, 경기도 수원시 권선구 호매실동 821-1

홍경원 중화요리_ 채식지원
031-248-2718, 경기도 수원시 경기도 수원시 팔달구 교동 22-1

＊도르리안 로하스채식뷔페_ 채식전문(사찰음식)
031-316-422, 경기도 시흥시 신천동 422

＊채식뷔페 요산재 _ 채식전문
031-417-8187, 안산 상록구 사1동 1204-7

＊러빙헛 사동점_ 채식전문(비건채식)
031-408-6018, 경기도 안산시 상록구 사1동 1320-4 101호

＊러빙헛 고잔점_ 채식전문(비건채식)
031-475-5205, 경기도 안산 단원구 고잔동 688-3

콩맘마_ 채식지원
031-836-1188, 경기도 양주시 광적면 가납리 42-6

＊걸구쟁이네_ 채식전문(사찰음식)
031-885-9875, 경기도 여주군 강천면 이호리 414-2

향가_ 채식지원
031-774-5969, 경기도 양평군 서종면 문호리 666-9

＊러빙헛 죽전점_ 채식전문(비건채식)
031-889-4860, 경기도 용인시 기흥구 보정동 1199-8

＊러빙헛 청계점_ 채식전문(비건채식)
031-423-5203, 경기도 의왕시 청계동 986-3

하남시 장독대_ 채식지원
031-791-9193

강원도

＊채식사랑뷔페_ 채식전문(비건채식)
033-252-2057, 강원도 춘천시 동면 만천리 329-13

산채 마을_ 채식지원
033-636-5947, 강원도 속초시 노학동 668

화진포 막국수_ 채식지원
033-686-8182, 동치미막국수전문점(주문하실 때 계란 등을 빼고 주문요청)

대전/충청

＊러빙헛 신탄진점_ 채식전문
042-934-6647, 대전 대덕구 석봉동 415-19

풀향기 채식뷔페 _ 채식지원
042-488-2336, 대전광역시 서구 탄방동 54-19

태화장 중화요리_ 채식지원
042-222-2407, 대전광역시 동구 정동 36-32

태원_ 채식지원
042-488-8838, 대전광역시 서구 둔산2동 1242

참사랑두부_ 채식지원
042-863-5417, 유성구 전민동 336-1

＊마르쉐라 웰빙뷔페_ 채식전문
042-826-8411, 대전광역시 유성구 반석동 640-3 뉴타운프라자빌딩 905호

칼만사(칼국수를 만드는 사람들) 둔산점, 오류점 _ 채식지원
042-477-8254, 대전광역시 서구 둔산1동 1396, 둔산점
042-536-3234, 대전광역시 중구 오류동 177-4, 오류점

인디 Indy_ 채식지원
042-471-7052, 대전광역시 서구 둔산동 1369 넥서스밸리 B동 102호

＊자연채_ 채식전문
042-936-8858, 대전광역시 유성구 관평동 1246

베네치아_ 채식지원
042-484-2088, 대전광역시 서구 둔산동 둔산여고 후문쪽

무지개회관_ 채식지원
042-488-5600, 대전광역시 서구 둔산 1332

귀빈돌솥밥_ 채식지원
042-488-3340, 대전광역시 서구 만년동 349

감자바위골_ 채식지원
042-283-1311, 대전광역시 중구 문창동 355-12번지

충남/충북

미당_ 채식지원
070-8755-5567, 충남 당진군 합덕면 석우리 48-4

뜰안채웰빙채식뷔페_ 채식지원
041-567-5879, 천안시 안서동 141번지

＊능금뜰_ 채식전문(가정집)
043-834-1188, 충북 괴산군 연풍면 신풍리 절골 입구 노란집

＊러빙헛 영동1호점_ 채식전문(비건채식)
043-743-7597, 충북 영동군 영동읍 계산리 691-1 효성약국 2층

＊러빙헛 영동2점_ 채식전문(출장뷔페전문)
043-744-3827, 충북 영동군 영동읍 계산리 555-5

이야기나무_ 채식지원
041-362-1500, 충북 청주시 상당구 남문로2가 83-13

풀꽃세상_ 채식지원
063-221-3355, 전북 전주시 완산구 중인동
75-5

＊자연에 채식뷔페_ 채식전문(비건채식)
063-255-8462, 전주시 완산구 서신동 806
번지

＊러빙헛 삼천점_ 채식전문(비건채식)
063-229-6656, 전북 전주시 완산구 삼천동
1가 691-4번지

＊러빙헛 서신점_ 채식전문(비건채식)
063-274-7025, 전북 전주시 완산구 서신동
295-24

＊러빙헛 전주점_ 채식전문(비건채식)
063-271-7122, 전북 전주시 완산구 서신동
812-2

＊러빙헛 조은점_ 채식전문(비건채식)
063-255-5589, 전북 전주시 완산구 서신동
801-11 101호

＊러빙헛 효자점_ 채식전문(비건채식)
063 224-8929, 전북 전주시 완산구 효자동 1
가 660-1 한강APT 상가동 104호

상덕카레_ 채식카페
063-288-0824, 전북 전주시 완산구 풍남동3
가 67-18

에버그린채식뷔페_ 채식지원
063-252-0822, 전북 전주시 덕진구 송천동1
가 459-3

＊귀거래사_ 채식전문
063-636-8093, 남원 실상사 맞은편

＊러빙헛 문흥점_ 채식전문(비건채식)
062-265-5727, 광주광역시 북구 문흥2동
1002-1번지

문수동자연채_ 채식지원
062-374-8899, 광주광역시 서구 금호동 금
호1동 동사무소앞

＊살림채식뷔페_ 채식전문
062-675-3653, 광주광역시 남구 진월동
499-33

시골생활 건강식당_ 채식지원
062-652-4744, 광주광역시 남구 주월동
371-41

＊솔귀헌 한식집_ 채식전문
062-672-0075, 광주광역시 남구 진월동
161-4

풀내음 채식뷔페_ 채식지원
062-384-1717, 광주광역시 서구 쌍촌동
1242-1

자연생활 채식뷔페 목포점_ 채식지원
061-281-6663, 전남 목포시 옥암동 1052

＊러빙헛 소쇄원점_ 채식전문(비건채식)
061-383-5255, 전남 담양군 남면 지곡리
285-1

＊러빙헛 신매점_ 채식전문(비건채식)
053-793-4451, 대구광역시 수성구 신매동
587-4

＊러빙헛 교대점_ 채식전문(비건채식)
053-622-7230, 대구광역시 남구 대명 2동
1794-7

＊러빙헛 로데오점_ 채식전문(비건채식)
053-752-6480, 대구광역시 수성구 범어4동
96-1

＊러빙헛 아힘사점_ 채식전문(비건채식)
053-744-3373k 대구광역시 동구 신천4동
366-13

뜨락이플_ 채식지원
053-784-3777, 대구광역시 수성구 지산동
1275-10

중화요리 일조롱_ 채식지원
053-471-8554, 남구 봉덕동 봉덕시장 근처

벨로 이태리_ 채식지원
053-625-4239, 대구광역시 달서구 신당동
1712-12

중화요리 청우방_ 채식지원
053-815-0798, 경북 경산시 중방동 348

마야_ 채식지원(인도&네팔요리 전문점)
053-214-1916, 대구광역시 북구 산격동
1327-7 2층

경북지역

바루 _ 채식지원
054-475-6688, 구미시 신동 664

유화전통다_ 채식지원
054-741-3579, 경북 경주시 동천동 987-43

다유_ 채식지원
054-773-0686, 경북 경주시 천북면 물천리
1059-7

＊연화바루_ 채식전문(사찰음식)
054-774-5378, 경주시 무열왕릉 시외방향 5
분 거리

＊향적원_ 채식전문(사찰음식)
054-775-0014, 경북 경주시 불국사역 삼거리
에서 불국사 방향

길림성_ 채식지원
054-571-5455, 경북 문경시 농암면 종곡리
31-1

＊러빙헛 상주점_ 채식전문
054-536-9353, 경북 상주시 남성동 9-2

＊통나무집_ 채식전문(사찰음식)
054-533-3313, 경북 상주시 지천동

＊러빙헛 동문점_ 채식전문
054-841-9244, 경북 안동시 동문동 158-5

＊러빙헛 옥동점_ 채식전문
054-841-5393, 경북 안동시 옥동 788-1 한
맥빌딩 106호

＊미가가든_ 채식전문
054-633-7415, 경상북도 영주시 부석면 소천리

＊어가찻집_ 채식전문
054-281-0065, 경북 포항 남구 대이동

＊요산재 채식뷔페_ 채식전문
054-278-3240, 경상북도 포항시 남구 대잠
동 469-17

부산광역시

＊웰빙 남새부페_ 채식전문
051-802-2101, 부산광역시 부산진구 부전동
397-44

＊러빙헛 서면점_ 채식전문
051-808-7718, 부산광역시 부산진구 부전동
197-1번지

＊러빙헛 부산대점_ 채식전문
051-518-0115, 부산광역시 금정구 장전동
418-1

＊러빙헛 동래점_ 채식전문
051-557-5858, 부산광역시 동래구 명륜동
350-1

＊러빙헛 금곡점_ 채식전문
051-363-6635, 부산광역시 북구 금곡동 66-6

* **김미자 채식뷔페_ 채식전문**
051-626-3478, 부산광역시 남구 대연3동
427-27

에코토피아_ 채식카페
051-628-2897, 부산시 수영구 남천동 20-7

풀내음 전통음식_ 채식지원
051-508-3020, 부산시 금정구 청룡동
202-4

경남지역

* **웰빙채식뷔페_ 채식전문**
055-852-7009, 경남 사천시 곤명면 금성리
396-4

약선음식 전문점 죽림산방_ 채식지원
055-374-3392, 경남 양산 상북면 대석리
393

* **자연으로 채식뷔페_ 채식전문**
055-762-5888, 경남 진주시 칠암동 503-7

* **화련정_ 채식전문(청구채식)**
055-266-9120, 경남 창원시 중앙동 95-3

도리원_ 채식지원
055-521-6116, 경남 창녕군 영산면 죽사
373-1

채식생활_ 채식지원
055-884-5694 경남 하동군 화개면 정금리
1111-1

울산광역시

* **채식사랑 소심_ 채식전문**
052-297-4844

* **러빙헛 달동점_ 채식전문(비건채식)**
052-267-7173, 울산 남구 달동 758-2 번지

* **러빙헛 울산대점_ 채식전문(비건채식)**
052-277-4870, 울산광역시 남구 무거2동
630-22

* **러빙헛 하늘피리점_ 채식전문(비건채식)**
052-261-1587, 울산광역시 남구 옥동 586-2
번지 천호상가1층

제주도

* **러빙헛시청점_ 채식전문(비건채식)**
064-751-333, 제주시 이도2동 1767-27번지
1층

* **러빙헛 중앙점_ 채식전문(비건채식)**
064-759-6113 제주시 이도1동 1387-3

물뫼골_ 채식지원
064-713-5486, 제주시 애월읍 수산리 795-1

* **세상을 여는 사랑_ 채식전문**
064-794-3233, 제주시 애월읍 신엄리 971
번지

연우네_ 채식지원
064-712-5646, 제주시 노형동 571-2번지

밥이보약_ 채식지원
064-744-7782

나무 물꼬기_ 채식지원
064-752-1163 제주시 일도2동 72-2번지

낭뜰에 쉼팡_ 채식지원
064-784-9292, 제주시 조천읍 와흘리 122-3